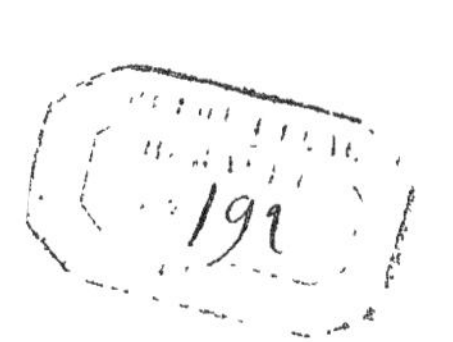

DES INDICATIONS THÉRAPEUTIQUES

DANS LA

FIÈVRE TYPHOÏDE

ET DES

PRINCIPAUX MOYENS DE LES REMPLIR

PAR

ARCHANGE AUBERT

Docteur en Médecine

« La nécessité et l'absolu dans une science contingente et relative comme la science biologique, c'est une donnée qui me dépasse. »

GRASSET.

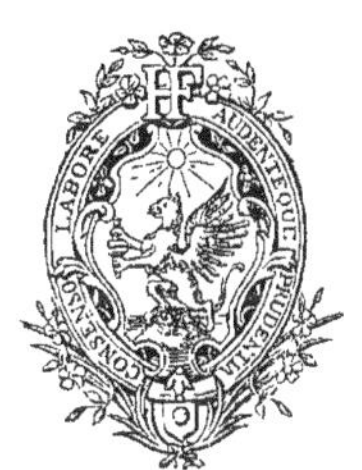

MONTPELLIER
IMPRIMERIE CENTRALE DU MIDI
(HAMELIN FRÈRES)

1884

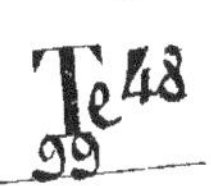

DES INDICATIONS THÉRAPEUTIQUES

DANS LA

FIÈVRE TYPHOÏDE

ET DES

PRINCIPAUX MOYENS DE LES REMPLIR

PAR

ARCHANGE AUBERT

Docteur en Médecine

« La nécessité et l'absolu dans une science contingente et relative comme la science biologique, c'est une donnée qui me dépasse. »

GRASSET.

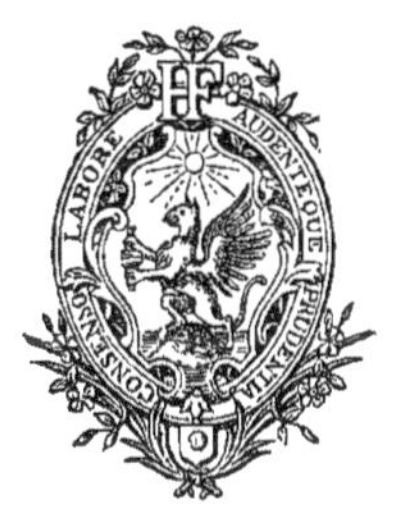

MONTPELLIER
IMPRIMERIE CENTRALE DU MIDI
(HAMELIN FRÈRES)

—

1884

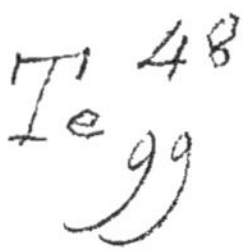

PERSONNEL DE LA FACULTÉ

MM. J. BENOIT ✻ ✻..........	DOYEN
COMBAL ✻..............	ASSESSEURS
GRASSET..............	

PROFESSEURS :

Pathologie externe..................	MM. BOYER ✻.
Accouchements......................	DUMAS ✻.
Clinique médicale....................	DUPRE ✻ C. ✻.
Anatomie...........................	BENOIT ✻ ✻.
Clinique médicale....................	COMBAL ✻ ✻.
Clinique des maladies mentales et nerveuses..	CAVALIER ✻.
Physique médicale.................	MOITESSIER ✻.
Anatomie pathologique et histologie....	ESTOR.
Médecine légale et toxicologie.........	JAUMES.
Clinique chirurgicale.................	DUBRUEIL ✻.
Chimie médicale et pharmacie.........	ENGEL.
Hygiène...........................	BERTIN-SANS.
Pathologie interne..................	CASTAN.
Thérapeutique et matière médicale......	GRASSET.
Botanique et histoire naturelle médicale.	PLANCHON ✻✻.
Physiologie (chargé du cours)..........	LANNEGRACE.
Clinique chirurgicale.................	N.
Opérations et appareils...............	N.

MARTINS (O.✻), FONSSAGRIVES (O.✻), COURTY (✻), Professeurs honor.

CHARGÉS DE COURS DE CLINIQUES ANNEXES :

Clinique des maladies des enfants......	MM. BATLLE.
Clinique des maladies syphilitiques et cutanées	GAYRAUD.
Clinique des maladies des vieillards.....	HAMELIN.

AGRÉGÉS EN EXERCICE :

MM. JACQUEMET	MM. CHALOT	MM. DUMAS fils
DE GIRARD	BIMAR	BLAISE
SERRE	LANNEGRACE	BAUMEL
ROUSTAN	MOSSÉ	VILLE
CARRIEU	REGIMBEAU ✻	GRANEL
MAIRET	TEDENAT	

M. F.-J. BLAISE, *secrétaire*.

EXAMINATEURS DE LA THÈSE :

MM. CASTAN, *président ;*
COMBAL, professeur ;
MAIRET, agrégé ;
BLAISE, agrégé ;

La Faculté de médecine de Montpellier déclare que les opinions émises dans les Dissertations qui lui sont présentées doivent être considérées comme propres à leur auteur; qu'elle n'entend leur donner ni approbation, ni improbation.

A MON PÈRE ET A MA MÈRE BIEN-AIMÉS

Faible témoignage de ma profonde reconnaissance et de mon amour filial.

A LA MÉMOIRE DE MES GRANDS-PARENTS

A MON FRÈRE

Soyons toujours unis

A TOUS MES PARENTS

A. AUBERT.

A MONSIEUR H. RAIBAUD L'ANGE

OFFICIER DE LA LÉGION D'HONNEUR

ET A MADAME RAIBAUD L'ANGE

Témoignage d'affection et de reconnaissance

A LA MÉMOIRE DE MON AMI REGRETTÉ

ÉLIE MARTIN

A MES MEILLEURS AMIS

MM. F. BOUVIER, F. CHABAUD

DOCTEURS EN MÉDECINE

I. HUGUES, M. RIBIÈRE

PHARMACIENS

C. PÉLISSIER, E. SALOMON

AVOCATS

E. CHAIX

NOTAIRE

M. GALFARD, AUGUSTE REYNE

NÉGOCIANTS

A. AUBERT.

A MON PRÉSIDENT DE THÈSE

MONSIEUR LE PROFESSEUR CASTAN

A MES PREMIERS MAITRES

MM. CHAPPLAIN ET COMBALAT

Professeurs de Clinique chirurgicale à l'École de Marseille

CHEVALIERS DE LA LÉGION D'HONNEUR

A. AUBERT.

A MES MAITRES

A MES COLLÈGUES

A MES AMIS

ET A TOUS CEUX QUI ONT DROIT A MA RECONNAISSANCE

A. AUBERT.

INTRODUCTION

Appelé, pendant nos études médicales, à observer un grand nombre de malades atteints de fièvre typhoïde, cette étude nous a présenté un intérêt particulier. Nous nous inspirerons, pour écrire ce travail, de notre faible expérience, de nos lectures et surtout de l'enseignement de nos maîtres dans les hôpitaux de Marseille, de Paris et de Montpellier.

Les travaux les plus récents publiés sur le traitement de la fièvre typhoïde s'élèvent en général contre les méthodes exclusives; et cette réaction, à notre avis, ne saurait être trop énergique.

De nos jours encore, des professeurs éminents consacrent dans leurs leçons la théorie du système en thérapeutique, comme si nous n'avions plus affaire à des malades, mais bien à des entités morbides. Je n'en donnerai pour preuve que ce passage emprunté à une thèse de Paris (1):

« Avant de reproduire les observations qui ont servi de base à ce travail, nous devons dire comment M. Hallopeau procède :

» Le jour de leur entrée, les malades prennent 1 gramme ou 1 gr. 50 de calomel ; les jours suivants, on leur donne le salicylate de soude, à la dose de 2 grammes par jour, et, après trois jours au maximum, on remplace le salicylate de soude par le sulfate de quinine. Si la température remonte, on les soumet de nouveau à la médication salicylée (1). »

(1) Blanc, thèse de Paris, 1881, page 21.

Sans être aussi absolu, tant s'en faut, dans son traitement, M. Jaccoud professe, dans ses leçons, des idées qui paraissent exclure à la fois et la possibilité d'une contre-indication et celle d'une intolérance rendant l'intervention au moins superflue :

« Dès que la température atteint 39 degrés, je fais commencer les lotions froides, au nombre de deux par jour, si la température du soir ne dépasse pas 39°5 ; au nombre de trois, si ce degré est franchi (1). »

« N'y a-t-il pas des cas où une température de 39 degrés occasionne si peu de désordres que le remède présente plus de périls que le mal ? N'en est-il pas d'autres où le système nerveux, le système circulatoire, plus impressionnables, réagissent devant un peu de fièvre avec une gravité qui réclame une intervention rapide et énergique ?

« Il n'y a pas deux maladies identiques, a dit M. le professeur Combal; il n'y a que des individualités morbides. C'est ce qui rend très-difficile l'exercice de la médecine. » En effet, le rôle du praticien n'est pas terminé lorsque, dans une maladie, il a signalé les grands symptômes qui font indication et les agents qui les combattent.

Ce qui reste à déterminer, ce sont les points capitaux, ce sont les *besoins actuels* de l'économie, besoins qui résultent autant de l'opportunité qu'il y a de lutter contre un symptôme que des dangers inhérents à sa modification, à sa suppression ; besoins qui tiennent encore au mode d'action de l'agent morbifique, à la tolérance du sujet et à ses prédispositions.

Telles sont les difficultés que le clinicien aura à résoudre, et, pour la solution de ce problème, il faudra parfois quelque chose de plus que l'expérience. C'est alors qu'apparaitra l'artiste dont parle Trousseau.

La connaissance des propriétés thérapeutiques des médicaments suf-

(1) Jaccoud, *Traité de pathologie interne*, vol. III, page 649.

fira ensuite à éclairer son choix; appuyé sur les données de l'expérimentation physiologique et sur celles, bien plus importantes, de l'expérimentation clinique, il saura favoriser l'évolution de la maladie sans ajouter ou substituer à l'élément qu'il combat un nouvel élément plus redoutable ou tout au moins nuisible.

En effet, si le médecin en face d'un malade se trouve parfois désarmé, il arrive bien plus souvent qu'il est embarrassé dans son choix par la multiplicité des armes. Et cette multiplicité n'est pas, dans l'affection qui nous occupe, l'indice d'une pauvreté réelle; loin de là, ce que nous offre la thérapeutique, c'est une série de modificateurs dont l'efficacité, sauf dans des cas particuliers, est absolument incontestable. Ce sont des agents dont les propriétés, infiniment diverses, s'adressent à l'infinie variété des actes morbides que réalisent les typhoïsants. Nous en sommes persuadé, celui qui, connaissant à fond les propriétés de ces agents, s'attachera à déterminer rigoureusement les indications et les contre-indications, obtiendra les plus heureux résultats, et pourra dire un jour, avec un maître de cette École : « Je sens ma confiance thérapeutique grandir tous les jours, parce que je sais mieux ce que je puis demander aux médicaments et ce qu'ils peuvent me donner; parce que je ne vais plus me désoler de mon impuissance, là où je sais qu'elle est celle de la médecine elle-même, et aussi parce que les ressources que la thérapeutique met à ma disposition se sont accrues et s'accroissent tous les jours (1). »

(1) Fonssagrives, *Principes de thérapeutique générale.*

DIVISION

Il nous a paru impossible d'exposer, loin du lit du malade, tous les phénomènes qui font indication, sans faire des divisions qui sont tout à fait artificielles, nous nous empressons de le dire.

Dans les trois premiers chapitres, nous étudions :

1° L'agent infectieux,

2° La fièvre,

3° L'état des forces.

Les autres troubles sont ensuite groupés plutôt d'après l'appareil sur lequel ils portent que d'après leur ordre d'importance clinique ; nous passons donc rapidement en revue :

4° Les troubles du système nerveux,

5° Les troubles de l'appareil circulatoire,

6° Les troubles de l'appareil digestif.

Un septième chapitre est consacré aux principales complications.

Cette division, que nous avons adoptée faute d'en trouver une meilleure, nous a obligé à éparpiller dans les divers chapitres les médicaments les plus employés, et cela était d'autant plus inévitable que certains d'entre eux remplissent nettement des indications très-différentes.

Puisse cette thèse trouver grâce auprès de nos juges !

DES INDICATIONS THÉRAPEUTIQUES

DANS LA

FIÈVRE TYPHOÏDE

et des

principaux moyens de les remplir

CHAPITRE PREMIER

Indication causale. — Infection. — Importance et direction du traitement hygiénique

Derrière le syndrome qui constitue la fièvre typhoïde se trouve nécessairement une cause pathogénique, dont la neutralisation peut être considérée comme le but suprême de tous les efforts thérapeutiques. Il est donc bien juste que nous nous occupions en premier lieu de son existence, et qu'après avoir recherché, autant que faire se peut, sa nature, nous voyions jusqu'à quel point elle est accessible à nos agents.

L'existence d'une cause unique engendrant la fièvre typhoïde s'est imposée de tout temps à l'esprit ; elle ressort du mode de développement et de progression de la maladie, plus encore que des constatations directes qui ont pu être faites. Les cas où la maladie a été transportée au loin par un individu atteint, où une épidémie s'est déclarée dans un groupe de personnes faisant usage des mêmes boissons, d'autres preuves du même ordre, démontrent clairement qu'il y a chez le typhique quelque chose qui est absorbé, qui cause la réaction de l'économie vivante et qui, finalement, est éliminé.

Cette notion a précédé toutes les recherches de laboratoire.

Quelques cliniciens hardis s'étaient même basés sur cette idée, un peu théorique, pour en tirer des indications thérapeutiques ; de là prit naissance l'emploi des antiseptiques dans le traitement interne de la fièvre typhoïde. Il est juste de faire remarquer ici que, bien longtemps avant qu'on eût fait tant de bruit autour du traitement par l'acide phénique, M. Pécholier avait fait ressortir les avantages et préconisé l'emploi d'un agent tout a fait similaire : la créosote.

Cette priorité de recherches lui ayant été contestée (1), nous rapporterons ici les propres expressions de l'éminent agrégé de Montpellier :

« La modification pathologique du sang, dans la fièvre typhoïde, dépend de l'action du ferment organisé, lequel se comporte dans le sang à la manière dont M. Béchamp dit que se comportent tous les ferments organisés. Puisant dans le sang les matériaux de sa nutrition, il y exhale ceux de sa décomposition et l'altère ainsi radicalement. Cette altération, que l'on peut proprement appeler *vitale*, n'est pas la fièvre typhoïde elle-même. La maladie qui porte ce nom est le résultat de la modification produite sur l'économie vivante par le sang vicié et la réaction de ladite économie contre une cause de troubles. La mort des typhoïsants serait à peu près infaillible si le ferment organisé dont la présence provoque la maladie ne mourait pas lui-même assez vite, c'est-à-dire dans un temps qui n'excède pas d'ordinaire une vingtaine de jours.

» Cette destruction du ferment tient, soit à une pullulation extrême et à un véritable encombrement, soit au manque d'aliment convenable dans le sang vicié, soit à toute autre cause inconnue. Une fois le ferment mort, l'organisme se débarrasse, par un effort spontané, par une véritable crise, de ce que les anciens appelaient les *humeurs peccantes*,

(1) Voir les numéros du *Montpellier médical* de septembre et octobre 1881.

c'est-à-dire, pour nous, des produits de la fermentation et des détritus du ferment.

» Ces considérations pathologiques nous ont amené à poser une indication thérapeutique de premier ordre à nos yeux. Profitant des travaux de M. Béchamp sur les effets de la créosote contre le développement des ferments organisés, nous nous sommes dit que, si la créosote pouvait empêcher l'apparition ou la multiplication des ferments typhoïdes, elle deviendrait un puissant remède contre une affection si rebelle à la thérapeutique. »

Après avoir exposé les résultats du traitement institué par lui à Saint-Eloi, M. Pécholier conclut :

« Dans tous les cas où nous n'avons pu agir qu'à une période avancée de la maladie, les résultats ont été absolument nuls.

» Dans les cas, au contraire, et ils ont été nombreux, où les malades sont entrés assez tôt à l'hôpital pour que nous ayons pu agir sur eux dès le début de la maladie, ou du moins à une période rapprochée du début, la médication instituée par nous a eu une action très-efficace pour diminuer l'intensité de la fièvre typhoïde et raccourcir sa durée. »

Remarquons, en passant, que M. Pécholier n'a pas constaté l'action antithermique rapide de la créosote. Il est vrai qu'il employait des doses faibles (3 à 5 gouttes).

L'existence d'un contage étant admise, on en vient tout naturellement à se demander quelle est sa nature.

M. Bouchard, en 1877, formulait nettement l'hypothèse qui en faisait un agent animé (1).

Déjà Recklinghausen, en 1871, et Klein, en 1874 (2), avaient signalé chez les typhiques la présence de micrococcus formant des amas dans l'épaisseur de la muqueuse intestinale, surtout aux environs des plaques de Payer, et pénétrant les lymphatiques et les veines de la

(1) *Etiologie de la Fièvre typhoïde*, Congrès médical de Genève, 1877.

(2) *Vide* Klein, *zur Kenntniss der feineren Pathologie des abdom. Typhus*. Centralblatt der medicinischen Wissenchaften, 1874, 1, 93 et suivants.

muqueuse ; ces micrococcus étaient en tout semblables à ceux que l'on rencontre dans la pyohémie.

Jusque-là, rien de bien nouveau ; les micrococcus décrits se rencontrent dans une foule d'altérations, et les auteurs qui les ont vus ne paraissent pas leur attacher un caractère spécifique.

Tout autres sont les conclusions d'Eberth et celles de Klebs.

Ces deux chercheurs ont trouvé, chacun de leur côté, un organisme inférieur dans les tissus des typhiques, et leurs affirmations sont trop catégoriques pour ne pas nous arrêter un instant.

D'après ces auteurs, dont les expériences concordent sur beaucoup de points, le microbe de la fièvre typhoïde serait un bâtonnet, le *bacillus typhosus*, long de 10 μ, régulier, arrondi à ses extrémités, contenant quelquefois deux ou trois spores, et qui se rencontre dans tous les tissus envahis par le processus typhique ; mais il présente ceci de particulier, c'est qu'il pénètre les éléments cellulaires des tissus. Sur ces points, les auteurs s'entendent. Mais, d'après Klebs, le bâtonnet pourrait revêtir une autre forme.

Parvenu au degré le plus élevé de son développement, le *bacillus typhosus* produit des filaments longs, régulièrement continus et non ramifiés, de plus de 50 μ de longueur et large de 0,2 μ, aussi longtemps que les spores ne se développent pas ; quand celles-ci se développent, la largeur des filaments peut atteindre 0,5 μ ; les spores contenues dans le filament sont placées en série et au contact les unes des autres (1).

Les parties superficielles nécrosées et ulcérées présentent à leur surface libre des amas considérables de micrococcus, qui paraissent être un terme de développement plus avancé encore que les filaments ; « ils font défaut dans les parties profondes, qui sont occupées exclusivement par les filaments. Ceux-ci se rencontrent, quand on a affaire à un cas léger, dans les glandes de Lieberkuhn ; lorsque l'inflammation a été intense, on les trouve encore dans ces glandes et, de plus, au-dessous du tissu cellulaire infiltré. Lorsque la mortification a été très-rapide, toute

(1) Klebs, *der Bacillus des Abdominal Typhus und das typhöse Prozess.* — Arch. f. experiment. Path., 1880-1881, tome III, p. 398 et suivantes.

la tunique de l'intestin est farcie de ces éléments; dans les parties profondes, on les trouve rangés parallèlement à la direction des vaisseaux, quelquefois même à l'intérieur de ceux-ci (1). »

Remarquons tout d'abord que, tandis que Klebs décrit deux formes de bacilles, Eberth n'en a jamais trouvé qu'une:

« Des bâtonnets courts, épais, arrondis à leurs extrémités, contenant quelquefois trois petites spores rondes (2) », voilà tout ce qu'il décrit. D'autre part, Eberth, sur 23 cas, a trouvé 12 fois des bacilles, 11 fois il n'en a pas trouvé. Comme chez les malades où il n'en a pas trouvé, l'observation était faite à une période plus avancée de la maladie, il conclut que le nombre des bacilles diminue avec les jours de la maladie, quelle que doive être son issue, et constate qu'il devient très-difficile de déceler leur présence.

Ces conclusions avaient d'ailleurs été déjà formulées par Fischl (3).

Mais Klebs affirme qu'il a constamment rencontré le microbe dans les organes lésés des typhoïsants, à quelque moment de la maladie que son investigation ait eu lieu. Le maximum de développement du bacille serait atteint, il est vrai, le quatorzième jour de la maladie (4) ; mais son élimination et sa disparition seraient extrêmement lentes. On le trouverait en plus grand nombre dans les organes qui ont été spécialement affectés dans le cours de la maladie ; aussi, pour Klebs, les formes nerveuse, abdominale, les complications pulmonaires, les accidents même, ne seraient dus qu'à une localisation plus particulière du microbe sur certains appareils.

On voit que les divergences entre les deux auteurs sont assez accentuées. Mais là n'est pas tout ce qui met à nos yeux cette théorie en suspicion.

Après avoir décrit un bacille de la fièvre typhoïde, il reste à le différencier des autres micro-organismes similaires que l'on rencontre dans

(1) Klebs, *der Ileotyphus eine Schistomycose.* — Ibidem, 1880, p. 233.

(2) Eberth, *Virchows Archiven,* vol. 81, p. 58.

(3) Fischl, *Beitrage zur Path. anat.*, 1880, vol. II, page 110.

(4) Klebs, *Archiven fur experimentelle Pathologie,* 1880-1881, XIII, page 386.

l'économie, et en particulier dans le tube digestif. En quoi cette bactérie diffère-t-elle de celle que l'on rencontre dans tous les milieux putréfiés ?

« C'est l'habitude plutôt que la mensuration qui permettra de porter un jugement certain ; car la différence de largeur, qui atteint à peine un quart de μ, est plus appréciable à un œil exercé que susceptible d'être notée au moyen d'instruments de mensuration... D'ailleurs, ce qui décidera du diagnostic, c'est la pénétration du *bacillus typhosus* dans l'intérieur du tissu, fait que ne réalisent pas les bactéries de la putréfaction (1). »

Après avoir lu ces lignes, et si de plus on se souvient que les tentatives de culture n'ont donné que des résultats douteux, on ne sera pas étonné d'apprendre que les auteurs les plus enclins à voir partout le microbe reconnaissent que « ces observations et ces expériences ne sont pas complétement démonstratives (Hallopeau) (2). »

D'ailleurs, les découvertes de Klebs et Eberth n'ont pas été confirmées par les autres expérimentateurs. Les organismes trouvés par Coats dans l'intestin (3), par Bouchard dans l'urine des typhoïsants, par Hanot dans un cas de miliaire typhoïde, par Crooke enfin dans les intestins et dans les urines (4), ces organismes ne ressemblent que de loin à ceux déjà décrits par les auteurs précités. Les recherches sur le sang ont donné des résultats très-curieux, il est vrai, mais qui n'ont jeté aucune lumière sur la pathogénie de l'affection. Leur auteur, M. Maragliano, de Gênes, a examiné le sang puisé dans la rate au moyen d'une seringue

(1) Klebs, *ibidem*, page 399.

(2) Nous ne saurions passer tout à fait sous silence les expériences très-récentes de M. Tayon, professeur à l'Ecole d'agriculture de Montpellier, docteur en médecine. Notre excellent et infatigable ami a fait des injections avec le sang des typhoïsants à des rats, dont l'autopsie a révélé les lésions caractéristiques de la fièvre typhoïde, c'est-à-dire l'ulcération des plaques de Peyer. Ces remarquables résultats n'ayant pas encore été publiés, nous ne pouvons que les signaler.

(3) J. Coats, *Eberth's typhoïd bacillus*. Brit. med. Journal, 1882, p. 421.

(4) G. F. Crooke, Brit. med. Journal, 1882, tome II, p. 15.

de Pravaz ; il a ainsi retrouvé sur le vivant les bacilles que Sokoloff et Fischl n'avaient observé que *post mortem*. Ces bacilles se rapprochent beaucoup de ceux de Klebs et d'Eberth. Maragliano expose ses observations avec clarté; mais, en terminant son travail, il se défend d'exprimer aucune opinion sur les relations possibles entre ces micro-organismes et la maladie (1).

Quelles sont les conclusions que nous pouvons logiquement tirer de l'exposé sommaire qui précède ?

Elles seront brèves :

1° La nature de l'agent infectieux, cause de la fièvre typhoïde, est insuffisamment connue ;

2° On ne saurait baser sur la faible connaissance que nous en avons aucune intervention thérapeutique directe et efficace.

Si la nature et la vie de l'agent infectieux présentent encore bien des obscurités, on ne saurait mettre en doute son existence, et nous connaissons mieux son mode de propagation et son mode d'introduction dans l'organisme.

Les données précises que nous pourrons recueillir sur ces deux points serviront de base aux indications du traitement prophylactique.

Comment la fièvre typhoïde se propage-t-elle ?

Cette question, entourée il y a quelques années d'une obscurité presque complète, est éclaircie aujourd'hui, grâce aux recherches et à l'observation clinique. On a étudié le mode d'apparition des épidémies, leur distribution, leur propagation, leur disparition, et des travaux considérables ont tiré de ces études d'excellentes conclusions pratiques, conclusions mises surtout en évidence par les discussions de l'Académie de médecine de 1877 et de 1883.

On admet généralement que l'agent typhique est introduit dans l'organisme par les voies digestives. Nous verrons plus loin que quelques auteurs, Klebs en particulier, admettent la possibilité de l'introduction par les voies respiratoires ; cet auteur a même institué un traitement basé sur cette hypothèse. Mais, de toutes les voies, celle que le

(1) Maragliano, *Organismen in Ileotyphus*. Centralblatt, 1882, II.

contage suit le plus souvent, c'est certainement la voie gastro-intestinale. Il pénétrerait, soit avec les aliments, soit surtout (toujours pour quelques-uns) avec les boissons, en particulier avec l'eau, celle-ci étant rendue impure par la présence d'éléments venus des matières fécales typhoïdes.

Certains auteurs ont même accusé les déjections alvines non typhiques d'être un milieu favorable au développement de l'agent typhogène. C'est ainsi que, pour Chauffard (1), la matière fécale humaine, « de toutes choses sales la plus sale », provoque l'apparition de la fièvre typhoïde, par le seul fait qu'elle sert de milieu favorable aux germes typhiques répandus dans l'air et sur le sol, et qui n'écloraient pas ailleurs (2). Cette opinion avait déjà trouvé, en Angleterre, un défenseur chaleureux dans Murchison (3). Aujourd'hui, on tend de plus en plus à restreindre le champ de distribution du germe, et la panspermie typhoïde ne compte pas beaucoup de défenseurs. Ainsi on admet généralement que les fèces ne deviennent typhogéniques qu'autant qu'elles renferment le poison typhoïde. Quoi qu'il en soit de son origine réelle, le poison, une fois répandu, peut être repris par les eaux dites potables, rentrer dans un organisme vivant et y produire des troubles nouveaux. Cette transmission par les eaux potables est un fait absolument démontré. Je n'en rappellerai qu'un exemple peu connu, je crois, et entouré de circonstances qui le rendent frappant et m'engagent à en présenter le récit succinct.

En 1880, un petit détachement d'une trentaine d'hommes de troupes anglaises occupait un fortin dans l'Inde méridionale; les hommes puisaient l'eau au même puits; un sous-officier, relevant d'une fièvre typhoïde, vint renforcer la petite troupe : quelques jours après, huit hommes étaient atteints, et, ce qu'il y a de plus frappant, ces huit hommes appartenaient à l'association anglaise des *teetotallers* (4) et avaient

(1) Chauffard : Bulletin Acad. des sc. méd., 1877: *Etiologie de la fièvre typhoïde.*

(2) Même manière de voir dans Colin Léon : *de la Fièvre typh. dans l'armée.* Paris, 1877.

(3) Murchison : *A Treatise on the continued fever of Great-Britain.* Londres, 1862.

(4) Association dont les membres s'engagent à ne boire aucune boisson contenant de l'alcool.

bu l'eau pure du puits, que l'on eut toute raison de croire contaminé (1).

Réant, après avoir étudié très-longuement l'étiologie de plusieurs épidémies, ainsi que leur mode de propagation, formule la conclusion suivante :

La contagion par l'eau potable est la seule qui soit nettement démontrée et, très-probablement, la seule qui soit vraie (2).

Qu'il accepte ou non dans toute sa rigueur cette proposition, le médecin doit cependant agir comme si elle était exacte; car, en somme, que la doctrine qui fait de la fièvre typhcïde une maladie à microbe soit vraie ou fausse, peu nous importe; ce que nous devons retenir surtout, ce sont les faits considérés en dehors de toute idée préconçue, de manière à profiter des enseignements qu'ils nous donnent pour enrayer la marche du fléau.

Nous allons indiquer sommairement les grandes lignes du traitement prophylactique :

En premier lieu, se pose l'indication de neutraliser les matières suspectes, c'est-à-dire celles des typhoïsants, et les objets dans lesquels le contage a pu trouver un réceptacle, tels que vêtements, draps de lit, matelas, etc. Pour les selles, la désinfection sera opérée au plus tôt et avant qu'elles n'aient été mélangées à d'autres, auquel cas la totalité de la masse devra être neutralisée.

Quel est le meilleur moyen de désinfection ?

Erismann (3) a traité par les désinfectants en excès les matières des fosses et a mesuré le volume des gaz que celles-ci abandonnaient encore à l'air ; or il est évident qu'avec la substance la plus active, le dégagement doit être le plus faible, car la fermentation putride est enrayée plus rapidement. Les chiffres obtenus lui ont permis de classer en première ligne le sublimé; viennent ensuite le sulfate de fer, l'acide sulfurique, etc.

(1) Mac Lean, Brit. med. Journal, 1882, I, page 10.

(2) Réant, *Contribution à l'étude de l'étiologie de la fièvre typhoïde.* Thèse de Paris, 1881.

(3) Murchison, *loc. cit.*

C'est donc au sublimé qu'on donnera la préférence, surtout pour désinfecter les menus objets (linge, vases, etc) ; à cause de son prix moins élevé, le sulfate de fer sera employé pour les désinfections considérables (1).

Les autres antiputrides, l'acide phénique en particulier, seraient moins efficaces (Erismann).

Ici devrait trouver place une discussion sur les latrines et les égouts, qui ne sont, comme on l'a dit, que la continuation de l'intestin de l'homme ; mais c'est là un sujet trop spécial pour être traité dans un travail médical et qui veut être avant tout clinique (2).

La deuxième indication du traitement prophylactique est celle d'éviter la pénétration de l'agent infectieux dans l'organisme.

Ainsi que nous l'avons dit, on est porté à croire que les eaux potables lui servent très-souvent, sinon toujours, de véhicule. Certains auteurs prétendent même avoir décelé, dans des eaux ayant propagé la fièvre typhoïde, des éléments figurés analogues à ceux qui ont été décrits comme spécifiques de cette maladie (3).

Ces expériences demandent à être confirmées. Mais il n'en est pas moins vrai qu'une multitude de faits indiscutables ont mis en relief la nocivité des eaux contaminées par les selles des typhoïsants. Nous en citerons un au hasard ; il nous a paru complètement démonstratif, et c'est ce qui nous engage à le résumer :

(1) A Londres, le corps médical a obtenu que, dans certains quartiers et en temps d'épidémie, la désinfection par le sulfate de fer fût rendue obligatoire. Elle est faite sous le contrôle de la police, qui visite les cabinets d'aisance des particuliers deux fois par jour (Compte rendu de la « British medical Association », in *British medical Journal,* 1881, p. 510.

(2) Voir, au sujet des améliorations que réclame notre système de water-closets et de latrines, le Rapport de la commission anglaise envoyée à Paris, en 1882, pour y étudier l'épidémie de fièvre typhoïde alors régnante. (*The Lancet*, 1883, I, p. 31.)

(3) Brautlecht, opérant dans le grand duché de Brunswick, a trouvé dans l'eau des puits d'un village atteint d'épidémie des microbes qu'il a essayé de cultiver ; injectés à des lapins, ils ont déterminé une maladie analogue à la fièvre typhoïde. (*Brit. med. J.*, 1881, II, p. 89.)

Dans le village de East-Cowick (Angleterre), qui compte à peine une cinquantaine de familles, se déclare un cas de fièvre typhoïde, probablement importée. Les déjections du patient sont déversées sur un sol crayeux en contre-bas duquel se trouve une pompe où trente-trois familles viennent puiser leur eau. Une épidémie sévit ; ving-neuf familles sont atteintes, et, sur ce nombre, il y en a vingt-quatre qui ne boivent que de l'eau de la pompe (1).

On pourrait citer un grand nombre de faits analogues. Aussi l'accord est-il presque complet sur la fréquence de la transmission par les eaux ; seul, ou presque seul, Pettenkofer, à Munich, considère le sol et non pas l'eau comme le réceptacle des agents infectieux.

L'attention du médecin sera donc appelée sur deux points :

1° Il préviendra par la disposition des lieux l'infiltration dans le réservoir commun des eaux susceptibles d'être contaminées ;

2° Si des mesures n'ont pas prévenu ce danger, il s'attachera à épurer les eaux.

Les prises d'eau éloignées, une surveillance sévère exercée sur les terrains avoisinant les puits et les fontaines, la création de puits artésiens, etc., etc., permettent d'atteindre le premier but.

En second lieu, si les eaux sont reconnues impures ou seulement suspectées, on conseillera l'emploi des filtres : on pourra utiliser le filtre à charbon ou, mieux encore, à éponge de fer ; ce dernier est très-employé en Angleterre (2). Enfin on essayera de restreindre, autant que possible, l'usage de l'eau comme boisson.

On a beaucoup accusé le lait ; on a publié des récits d'épidémie typhoïde ayant pour point de départ une étable, une laiterie (3). Il est probable, ainsi que le fait observer M. Arnould (4), qu'on charge le lait

(1) Mitchel Wilson, *Enteric fever and polluted water*. Brit. med. J., 1882, II, p. 216.

(2) Bischof, *Untersuchungen uber den Eisenschwamm und die Thierkohle als Reinigungsmittel fur Wasser*. — Zeitschrift. Biol, 1878.

(3) Voir sur ce sujet Cameron, *Épidémie de fièvre typhoïde propagée par le lait à Dublin*. Revue d'hygiène, 1879, n° 7.

(4) Arnould, *Traité d'hygiène*, p. 784.

des méfaits dont l'eau d'addition qu'il contient est seule coupable; et cela est d'autant plus vraisemblable, que « l'eau employée à cet odieux coupage a des chances particulières de renfermer des choses impures. »

La viande de boucherie peut aussi transmettre la fièvre typhoïde. Un fait absolument concluant a été observé à ce sujet par Waldner à Berlin; malheureusement on n'a pas pu établir exactement de quelle maladie souffrait l'animal qui avait fourni la viande (1).

On peut se demander encore s'il n'y a pas à surveiller des voies d'entrée autres que celle du tube digestif. Klebs répond affirmativement à cette question ; il en tire même des indications thérapeutiques précises. Eppinger (2), son élève, a souvent constaté l'ulcération des cartilages du larynx sur des typhoïsants; il y a trouvé les éléments figurés que son maître signalait dans l'intestin des mêmes malades. Klebs en tira cette conclusion, à savoir que les voies respiratoires peuvent être des voies d'absorption, et fit faire à ses malades des inhalations avec le benzoate de soude (3). Mais rien ne prouve que ces éléments figurés aient pénétré dans le corps par le conduit aérien ; aussi, avant d'adopter l'opinion de Klebs et sa médication, attendrons-nous qu'elle soit confirmée par de nouvelles expériences.

Faute de précautions ou malgré les précautions, le poison, qu'on nous passe le terme, atteint l'organisme. Jusqu'à quel point pourrons-nous le combattre ? Telle est la question qui se pose en dernier ressort.

Deux moyens se présentent à nous : 1° détruire sur place l'agent infectieux ; 2° provoquer son élimination. De là, deux médications très-différentes : dans l'une, les antiseptiques font la base du traitement ; dans l'autre, le rôle principal est attribué aux évacuants.

Nous avons indiqué la raison d'être du traitement prophylactique et les moyens de le remplir; mais la lutte devient autrement pénible,

(1) Zuber, *de la Fièvre typhoïde due à l'ingestion des viandes altérées*. Revue d'hygiène, 1879, t. IV.

(2) Eppinger, *Deutsches Archiv f. Klin. med.*, vol. 18.

(3) Klebs, *der Ileotyphus eine Schistomycose*. Archiv fur exp. Path. 1881, p. 452.

maintenant que nous allons agir au sein de l'organisation vivante; car, sur ce terrain nouveau les moyens, employés contre le contage peuvent nuire à l'organisme lui-même, et, d'autre part, quand nous cherchons à ouvrir une porte à l'agent infectieux, nous ne savons pas exactement la voie qu'il choisit pour opérer son issue et vers quel émonctoire nous devons le pousser.

Un fait nous paraît devoir être admis, sur lequel on n'a peut-être pas assez appelé l'attention, c'est que l'infection a des degrés.

Un homme tombe malade; franchissant rapidement le stade des oscillations ascendantes, sa température s'élève à 40° dès le troisième jour, dès le second quelquefois; les symptômes nerveux où domine la stupeur se dessinent et s'accentuent rapidement; les viscères présentent tous des signes de congestion plus ou moins intense et étendue à tous les organes. Le cœur, après une réaction vive mais de courte durée, tombe rapidement dans l'asystolie; les congestions passives s'ajoutent à la fluxion proprement dite; des fuliginosités s'accumulent sur les muqueuses, bientôt recouvertes de points de gangrène, et le malade meurt sans que son état se soit amélioré un seul instant, parfois avant la fin du premier septénaire. A l'autopsie, on trouve l'intestin envahi dans sa totalité, mais les plaques sont seulement infiltrées; à peine quelques points ulcérés de loin en loin; tous les organes sont également congestionnés; seul, le muscle cardiaque est souvent atteint plus sérieusement et présente des signes précoces de dégénérescence graisseuse.

Que s'est-il passé dans ces cas, qui ne sont pas rares et dont nous pourrions rapporter plus d'un exemple? Dès le début, soit que le malade ait ingéré une plus forte dose de poison, soit que celui-ci ait pullulé rapidement dans un milieu favorable, l'organisme tout entier s'est trouvé envahi; chaque organe a été attaqué, et celui qui avait le plus de fatigue à supporter, le cœur, est mort le premier.

A notre avis, s'il est des cas où l'indication se pose de neutraliser dans la mesure du possible l'agent infectieux, ce sont bien ceux dont nous venons de tracer un rapide tableau.

Les antiseptiques dignes de ce nom possèdent un degré de toxicité assez élevé. Il convient donc de les donner à faible dose. Si on les administre *largâ manu*, comme Desplats et ses élèves l'ont fait pour l'acide phénique, les effets antiputrides sont entièrement masqués par les effets toxiques, au premier rang desquels il faut placer l'hypothermie.

Donnés avec modération, il n'est pas impossible que leur action se limite à enrayer, dans une certaine mesure, les fermentations morbides, qui certainement jouent un rôle important dans la fièvre typhoïde; mais nous trouvons qu'il est déraisonnable d'en abuser.

En effet, de deux choses l'une : ou bien on veut entraver la fermentation, et alors il est inutile d'employer des doses qui suffiraient expérimentalement à enrayer la fermentation d'une cuvée de vendanges (1); ou bien on veut abaisser la température, et, dans ce cas, le médecin a à sa portée des moyens beaucoup moins dangereux. M. Pécholier, en instituant, dès 1868, le traitement antizymique de la fièvre typhoïde, avait évité les excès dans lesquels on est tombé depuis, et il considérait qu'à côté de ce traitement général, continu, de la maladie, il était absolument indispensable de recourir aux autres ressources thérapeutiques pour remplir les indications latérales (2).

Les auteurs qui ont adopté cette manière de voir et de faire sont rares. Lorsque nous étudierons l'acide phénique à propos de son action sur la température, nous verrons qu'il a trouvé, en tant qu'antipyrétique, des détracteurs et des défenseurs enthousiastes.

Les rares expérimentateurs qui s'en sont tenus aux doses indiquées par M. Pécholier paraissent avoir eu à se louer de son emploi; mais il faudrait des faits plus nombreux pour poser nettement des conclusions.

Les agents qu'on a essayé de substituer à l'acide phénique ou à la créosote, pour remplir l'indication causale, sont peu nombreux et peu dignes de confiance. Je ne ferai que citer l'iode, employé par les Alle-

(1) Nothnagel et Rossbach, *Éléments de thérapeutique*, p. 413.

(2) Pécholier, *Recherches expériment. sur le traitement de la fièvre typh. par la créosote*. Bulletin de thérapeutique, 1869.

mands en teinture à l'intérieur (1) et l'acide sulfureux employé en Angleterre (2).

En résumé nous pouvons conclure comme il suit : Nous n'avons aucune action neutralisante directe bien efficace sur le principe infectieux. Des résultats heureux paraissent suivre l'emploi de l'acide phénique à faible dose ; il sera donc indiqué dans les cas où l'infection se révélera avec un caractère sérieux de gravité.

Si nous ne pouvons atteindre la cause du mal et la neutraliser, peut-être nous est-il donné de favoriser son issue.

Des trois grands émonctoires de l'économie : le tube digestif, la peau et les reins, il n'y a guère que le premier qui puisse servir à l'élimination de l'agent typhogène. Cependant quelques auteurs ont fait entrer les deux autres en ligne de compte. Nous en dirons quelques mots plus loin.

La médication purgative, préconisée d'une manière générale par Hippocrate au début de toutes les maladies, paraît s'imposer également au début de la fièvre typhoïde. Il est évident que, si l'intestin doit être le siége d'un travail ulcératif, ce travail sera plus dangereux pour l'économie s'il se produit dans une masse en putréfaction. D'autre part, une fois les ulcérations produites, il est dangereux de les laisser au contact de matières putrides qui évidemment ne constituent pas un milieu favorable à leur cicatrisation. Au moment où l'altération organique de l'intestin aura abouti à l'ulcération, il y aura hypersécrétion dans le tube digestif et par suite diarrhée ; mais parfois cette diarrhée se fera attendre pendant plusieurs jours. En Angleterre, on respecte généralement la constipation du début (3), quelle qu'en soit la durée. Nous pensons, au contraire, qu'il est utile d'employer les laxatifs, si la constipation persiste ; toutefois une trop grande fréquence des selles doit faire intervenir dans un sens opposé.

(1) Roths, *Deutsche med. Wochenschrift,* 1880, n°s 11 et 12.

(2) Par Wilks, d'après *Montpellier médical*, 1880, octobre, p. 361.

(3) Bristowe, *Remarks on treatment of enteric fever.* — Brit. med. Journal, 1880, II, p. 838.

Parmi les évacuants, on choisira ceux qui ne provoquent pas une vive irritation ou de grands mouvements péristaltiques, c'est-à-dire les purgatifs salins à faible dose, et on réservera les cholagogues pour les états bilieux. On aura soin de favoriser l'action du purgatif par des lavements détersifs et émollients.

« L'urine, a dit Vieussens, est la lessive du sang. »

S'il est vrai que la dépuration organique ait pour voie principale le tube digestif, ne peut-on admettre que, dans une maladie *totius substantiœ*, le sang se débarrasse par le rein d'une partie de ses éléments nuisibles ? On a observé que le pronostic de la fièvre comportait une gravité toute particulière lorsque le malade était préalablement porteur d'une lésion rénale, même peu inquiétante par elle-même. M. Bard a rapporté dernièrement un cas d'apparence très-bénigne et qui s'aggrava rapidement et se termina par la mort, contre toute prévision. On apprit plus tard que la défunte avait eu la fièvre scarlatine deux ans auparavant, et qu'elle était atteinte depuis cette époque d'albuminurie chronique; à l'autopsie on trouva en effet les lésions de la néphrite interstitielle (1).

Des expérimenteurs, M. Hanot entre autres, affirment avoir découvert dans l'urine le germe dont Klebs signale la présence dans le tube digestif. Il est donc permis de supposer en présence des lésions du rein si fréquentes dans la fièvre typhoïde, que cet organe concourt dans une large mesure à l'élimination de l'élément typhogène. Ces altérations rénales différent de celles des autres appareils; elles présentent ceci de particulier: c'est qu'elles se localisent sur l'élément le plus actif du rein, sur le revêtement épithélial des *tubuli* dont elles produisent la dégénérescence granulo-graisseuse (2). Elles témoignent donc de la surac-

(1) Bard, *Fièvre typhoïde survenue après une scarlatine*. Lyon médical, 1881, tome 38, page 371,

(2) Hortolès, *Processus histologique des néphrites*. Thèse Lyon, 1881.— Voir, sur la fréquence des altérations rénales dans la fièvre typhoïde : Griesinger, *Traité des maladies infectieuses*, traduction française, Paris, 1876; Trousseau, *Cliniques*. Dothiénentórie.

tivité de ces éléments pendant la maladie, suractivité qui peut tenir, il est vrai, seulement à l'élimination des produits de la combustion, fébrile, mais qui pourrait tout aussi bien reconnaître une autre cause, celle que nous mentionnons. Du reste, c'est un fait incontestable que plus un typhique urine, moins il est exposé aux accidents secondaires.

Si donc l'importance de l'intégrité de l'organe rénal n'échappe à personne, pourquoi ne surveille-t-on pas la diurèse avec autant de soin que la fonction intestinale? La raison en est simple. C'est que la première fonction est plus difficile à surveiller que la seconde; que ses troubles échappent à l'attention; qu'il faut souvent les chercher attentivement pour les découvrir, et qu'enfin il est plus facile d'agir sur l'intestin que sur le rein. On doit se souvenir en effet, dans une intervention dirigée dans ce sens, que la plupart des diurétiques agissent par l'action irritative qu'ils exercent sur les éléments sécréteurs du rein; or toute irritation doit être évitée dans les cas dont il s'agit, car elle pourrait donner naissance à un grave travail inflammatoire. Cependant il est un diurétique très-efficace qui ne trouvera presque jamais de contre-indication : c'est le lait. Nous le retrouverons quand nous nous occuperons de l'état des forces; mais, dès à présent, nous ne saurions le passer sous silence en tant que diurétique. Libéralement employé en Angleterre dans presque tous les cas de fièvre typhoïde, où il constitue souvent, pur ou coupé avec de l'eau de Seltz, l'unique aliment du malade, il est moins en usage en France dans le traitement de cette affection. Récemment M. Dreyfus-Brisach a fait ressortir dans un remarquable article les avantages inhérents à son emploi (1).

On a pensé que la peau pouvait servir d'appareil d'élimination à l'agent typhogène. Robin a montré que les sueurs des typhoïsants sont exceptionnellement riches en matières organiques, dont le taux peut s'élever à 4 p. 1000; la constatation directe d'un élément figuré spécifique n'a jamais été faite.

Malgré les obscurités que présente la question, la possibilité de l'élimination par la peau a servi de base de traitement à quelques auteurs.

(1) Dreyfus-Brisach, *Gaz. hebd.* Paris, 1882, p. 714.

En Angleterre, on a enveloppé chaudement les malades et on les a gorgés de boissons diaphorétiques; dans les cas graves, on a fait des injections hypodermiques de pilocarpine (1) et on a obtenu de cette médication de bons résultats.

CHAPITRE II

De la Fièvre

La fièvre, acte morbide caractérisé par l'augmentation de la chaleur et l'accélération du pouls (Castan), est un phénomène constant dans l'affection typhique. Elle affecte même une telle régularité dans sa marche, qu'on a voulu faire de ce seul symptôme un signe diagnostique de l'affection. « Toute maladie dans laquelle la température n'atteint pas 39° 5, le soir du quatrième jour, n'est pas une fièvre typhoïde. Toute maladie dans laquelle la température atteint le soir du premier jour 40 degrés n'est pas une fièvre typhoïde. » Telles sont les principales *lois* de Wunderlich. On sait aujourd'hui combien elles peuvent souffrir d'exceptions. Si nous les rappelons, ce n'est que pour montrer comment les données du thermomètre, après avoir servi de base au diagnostic, ont fini par dicter l'intervention thérapeutique. M. Peter, dans les discussions qui eurent lieu en 1882 au sein de l'Académie de médecine, s'est élevé avec une légitime indignation contre les praticiens qui, après n'avoir vu dans l'affection typhique que la fièvre typhoïde, dans la fièvre typhoïde que la fièvre, finissent en dernier ressort par ne voir dans la fièvre que la chaleur et ne traitent que ce symptôme.

L'élévation thermique dans la fièvre typhoïde est, comme dans tous

(1) Richard Ryde, *on Sudorific Treatment of enteric fever*. Brit. med. Journal, 1882, p. 655.

les autres processus fébriles, en raison de l'activité des combustions qui s'effectuent dans l'intérieur de nos tissus; il en résulte pour toute l'économie une déperdition, un déficit, dont la preuve réside dans l'augmentation de tous les produits de la combustion. Cette perte constante demande à être modérée, à être réparée autant que possible, surtout dans les cas où la dépense excéderait de beaucoup les ressources de l'organisme. En présence de ressources considérables, il faudra un déficit également considérable pour constituer un danger très-sérieux; au contraire, avec des ressources minimes, la moindre perte sera vivement ressentie, et par conséquent beaucoup plus à craindre. En un mot, chez un malade robuste, pléthorique, l'élévation thermique en elle-même ne constitue pas un danger aussi immédiat que chez un malade débile et anémique.

Si jamais une erreur a pris place à côté des dogmes, c'est bien celle que l'on rencontre dans presque tous les écrits et qui consiste à voir dans la fièvre, même modérée et n'incommodant point le fébricitant, un ennemi contre lequel il faut lutter sans trève ni merci. La médecine jugulatrice, que l'on pouvait croire morte, est ressuscitée pour combattre cet adversaire redouté; elle a dirigé contre lui seul presque tous ses efforts; elle a emprunté à l'arsenal thérapeutique moderne des armes puissantes, mais aussi brutales dans leurs effets qu'incommodes dans leur maniement. Est-ce à dire que ces moyens doivent être absolument bannis de la pratique? Loin de là. Nous désirerions seulement que leur emploi fût moins exclusif qu'il ne l'a été; qu'ils ne fussent mis en œuvre que dans les cas qui réclament leurs propriétés thérapeutiques très-réelles, et qu'ils ne fussent pas présentés comme une panacée de toutes les affections où la fièvre s'accuse par une élévation thermique plus ou moins prononcée.

La température de la fièvre typhoïde suit, dans les cas typiques, une marche régulière, qui traduit avec exactitude l'évolution de la maladie; elle n'est en quelque sorte que l'expression des troubles qui se passent au sein de l'économie; ces troubles eux-mêmes ne sont autre chose que la réaction de l'organisme en face de l'agent infectieux, autre chose que l'effort par lequel il tend à se débarrasser de principes nuisibles.

Si l'on admet ces propositions, on pourrait en déduire comme conclusion logique qu'il est inutile de troubler par une intervention quelconque la marche de l'affection, et que vouloir à tout prix modifier le tracé de la courbe thermique est une tentative qui va à l'encontre des besoins de la maladie. Cette manière de voir, quelque exagérée qu'elle puisse paraître, a compté de chauds défenseurs, et les partisans de l'expectation pure et simple ne sont pas rares (1). Nous sommes loin de vouloir étendre cette pratique à tous les cas; au contraire, nous sommes persuadé qu'il y a très-peu de fièvres typhoïdes qui ne présentent dans leur cours aucune indication positive; mais parfois cette maladie peut évoluer heureusement et naturellement et ne présenter aucun symptôme dangereux.

En général les choses se passent différemment.

La seule considération de l'élévation thermique est-elle une source d'indication ?

Il nous paraît logique d'admettre qu'une température élevée, à un moment donné, ne constitue pas un danger imminent. A tout prendre, nous préférerions qu'un malade eût 41 degrés pendant une demi-heure que si pendant toute la journée sa température restait entre 38 et 40 degrés. De fortes rémissions matinales, outre qu'elles sont d'un pronostic heureux pour la marche ultérieure de la maladie, présentent un grand avantage : c'est de permettre au malade de mieux résister à l'exaspération vespérale, et celle-ci, d'autre part, causera des désordres promptement réparés. Cela est vrai au moins pour la période d'augment de la maladie, et, dans cette phase surtout, nous croyons qu'il serait utile de prendre chaque jour la moyenne de la température d'un nycthémère; on se rendrait par là un compte plus exact des combustions qui se sont effectuées dans l'organisme pendant un laps de temps donné, et, en rapportant ces moyennes sur un tracé graphique, on verrait mieux si l'état thermique du jour a été meilleur ou plus grave que celui des jours précédents (2). Il est rare que dans le

(1) Nous citerons parmi les principaux et un peu au hasard : Sydenham, Bordeu, Andral, Griesinger, Murchison.

(2) Voir les tracés de fièvre typhoïde dans Glénard, *Lyon médical*, 1881, vol. 36, p. 367.

premier septénaire la moyenne thermique s'élève à un degré par lui-même inquiétant. Cependant il se peut que le malade ait un tel besoin de ménager ses ressources, soit à cause de sa faiblesse constitutionnelle, soit à cause de la gravité présumée de la maladie ultérieure, que l'on soit appelé à remplir cette indication: *diminuer les combustions internes*.

Le choix des agents qui remplissent cette indication importante et qui se renouvelle fréquemment, surtout à une période plus avancée de la maladie, ce choix, dis-je, est délicat et mérite de nous arrêter quelques instants.

Il y deux manières de modifier la température: 1° diminuer la production du calorique ; 2° soustraire au corps une partie de la chaleur produite.

Au premier mode d'action correspond le groupe des antipyrétiques médicamenteux internes : sulfate et bromhydrate de quinine, acide salicylique et salicylates, digitale, acide phénique, etc. Au second correspondent tous les agents de l'hydrothérapie : bains tièdes et froids, affusions, eau froide à l'intérieur, etc.

Il est évident que, dans l'une ou l'autre manière d'agir, le résultat définitif sera le même au point de vue des constatations faites avec le thermomètre; que la production soit diminuée ou la déperdition augmentée, il en résultera toujours un abaissement plus au moins sensible de la colonne mercurielle.

Est-ce à dire que la modification intime opérée sur l'organisme, et dont l'hypothermie n'est que le résultat, soit la même dans les deux cas? Assurément non : les agents du premier groupe ont une action sur la cause même de la chaleur, sur les combustions; action peu énergique, quelquefois variable avec les individus et les formes de la maladie, et plus marquée pour telle substance que pour telle autre, mais action positive, et dont la durée est toujours supérieure à celle des agents réfrigérateurs. Quand on donne, au cours d'une fièvre typhoïde, une ou deux doses de quinine par exemple, il se produit une chute de la température qui assez souvent abaisse tous les sommets pendant quatre ou cinq jours au-dessous du niveau qu'ils atteignaient auparavant. C'est ce qui ressort clairement de notre Observation VI ; à mesure qu'on s'éloigne du jour où le médicament a été pris, on voit la température remonter peu à peu et finir par atteindre le niveau antérieur à la médication. Ces phénomènes sont surtout apparents dans les cas où la quinine a été donnée de loin en loin et à doses massives. Ils permettent de conclure à une action directe, modératrice, de la quinine, sur les centres régulateurs de la calorification.

Ces résultats contrastent d'une manière frappante avec ceux que l'on obtient en soumettant les fébricitants à l'action du froid et en produisant chez eux un abaissement de température par simple soustraction de calorique. Que se passe-t-il en effet dans ces cas ? Pour mieux nous en rendre compte, nous allons considérer le mode d'application du froid le plus énergique que l'on ait employé : la méthode de Brand. Le malade présentant une température axillaire de 40°, on le laisse pendant un quart d'heure dans l'eau à 18° ; à sa sortie du bain, sa température s'est abaissée d'un degré à un degré et demi ; pendant la première heure consécutive, elle continue à descendre et l'abaissement total atteint au bout de ce laps de temps deux degrés, quelquefois deux degrés et demi : mais dès lors elle se relève graduellement avec une rapidité croissante, si bien que trois heures après la sortie du bain elle a regagné le niveau primitif ; pour être logique, il faut recommencer la réfrigération, et c'est aussi ce que veut la méthode (1).

La seule considération de la marche de la température après l'emploi de certains agents nous permet donc de juger dans une certaine mesure du mode d'action de ces modificateurs. Avec les antipyrétiques internes, et surtout avec le plus efficace d'entre eux, avec la quinine, l'économie est influencée de telle sorte qu'elle ne réalise plus de la même façon, ni avec la même gravité, les actes qui avaient pour résultat l'hyperthermie. Avec les réfrigérants, aucune modification essentielle de la pyrexie n'est obtenue ; une fois l'effet purement physique produit, le malade se trouve dans son état antérieur ; la fièvre va l'attaquer avec la même énergie et le trouvera tout aussi désarmé vis-à-vis d'elle qu'avant l'emploi du bain froid.

(1) Exemple emprunté à Glénard, *Acide phénique ou bains froids*. Lyon médical, 1881, vol. 36, p. 367.

Ces considérations nous ont paru nécessaires pour poser des indications au début de toute fièvre typhoïde. Nous avons dit quels étaient les cas où l'on pouvait se dispenser d'intervenir énergiquement. Dans ceux où l'hyperthermie doit être combattue, et nous les avons spécifiés, voyons quels sont les besoins de l'économie ? Il faut :

1° *Diminuer l'intensité actuelle des combustions ;*

2° *Prémunir le malade contre les exaspérations ultérieures dangereuses.*

Il faut donc employer, soit un agent qui joigne à une action immédiate sur la chaleur une influence plus durable sur l'économie, soit un agent qui ne possède que la première de ces propriétés, quitte à répéter son administration autant de fois qu'il sera nécessaire.

Nous sommes d'avis, avec tous nos maîtres de Montpellier, que les bains froids présentent des dangers et des contre-indications beaucoup trop nombreuses, et qu'on ne doit en faire usage que dans des cas particuliers.

D'ailleurs les bains froids, ainsi que nous l'avons dit, ne garantissent en rien l'avenir ; s'ils offrent une rapidité et une énergie d'action souvent très-utiles, ils présentent de nombreux dangers; nous le démontrerons plus loin; pour le moment nous renvoyons aux Observations II et III, qui mettent nettement en lumière, l'une les avantages, l'autre les inconvénients du bain froid.

On peut en dire autant des autres antipyrétiques, sauf de la quinine ; c'est elle qu'on choisira pour remplir les indications que nous avons posées, en réservant pour des besoins plus pressants les autres moyens plus énergiques.

C'est le soir que le typhoïsant réalise la température la plus élevée. On la prescrira donc de préférence le matin, à la dose d'un gramme chez l'adulte; on n'oubliera pas cependant que cette dose peut être de beaucoup dépassée et doit être proportionnelle à la gravité de la maladie.

On préférera l'administration par la bouche sous forme de potion, avec ou sans addition d'extrait de quinquina, suivant des indications que nous posons plus loin.

L'intolérance absolue de l'estomac peut faire préférer la voie rectale ou la voie hypodermique.

Dans ce dernier cas, on donnera de préférence le bromhydrate de quinine, plus soluble et produisant une irritation locale moins intense.

Enfin chez les enfants, chez quelques femmes, là où la douleur constitue une contre-indication, on pourra choisir un mode d'administration que nous avons vu fréquemment employer par M. le professeur Combal dans la médecine des enfants: nous voulons parler des frictions dans l'aisselle. On emploie un mélange exact d'une forte dose (deux ou trois grammes) de quinine et de partie égales d'axonge benzoïnée ou de vaseline. Nous nous empressons toutefois de dire que la voie stomacale est de toutes la plus sûre, la plus commode et celle par laquelle on peut le mieux apprécier la quantité de médicament qui a été absorbée et par suite les résultats obtenus.

A mesure que la fièvre typhoïde suit son cours, les indications que nous avons posées dès le début au sujet de la température, persistent et deviennent de jour en jour plus urgentes. Quelle qu'ait été la médication employée au début, l'élévation thermique peut se présenter avec une constance, une gravité qui réclament une intervention active et rapide. C'est surtout dans cette période que les antithermiques ont été préconisés, et c'est surtout ici que l'efficacité des agents a donné lieu aux controverses les plus vives. L'indication de modérer les combustions, rare au début de la maladie, acquiert la plus grande importance dans la période d'état. On peut dire que la chaleur, tant à cause des troubles dont elle n'est que le résultat que par suite des désordres multiples qu'elle entraîne, domine toute la scène morbide et nécessite une intervention intelligente. Voyons quels sont les moyens employés dans cette lutte contre la température anormale.

Ainsi que nous l'avons dit en parlant de la période d'augment de la maladie, l'élévation thermique entraîne une indication thérapeutique, non pas en elle-même, mais à cause des phénomènes graves qu'elle traduit. En effet, l'exagération des combustions nous échapperait ou serait beauconp plus difficile à constater si l'élévation de la chaleur animale n'était sa conséquence nécessaire. Dans la période d'augment, nous avons vu que les exaspérations étaient relativement fugaces et que, par conséquent, elles n'appelaient l'intervention que dans des cas particuliers; il n'en est plus ainsi en général dans la période d'état. Abandonné à lui-même, le typhoïsant réalise des températures constamment élevées, et la durée de cette période peut être de deux ou trois septénaires. Pendant ce temps, il est de toute nécessité de lutter contre l'hyperthermie. Ici comme dans la période d'augment, nous retrouverons à propos des agents thérapeutiques les deux grands modes d'action que nous avons déjà signalés : action sur la production de la chaleur, action sur la chaleur produite.

Les antithermiques, ceux surtout qui agissent en soustrayant la chaleur produite, ont un effet essentiellement fugace; d'autre part, l'élément contre lequel ils sont dirigés est permanent; souvent maîtrisé, il n'est jamais vaincu, et quelques heures de trêve lui suffisent pour retrouver toute son énergie. Il est donc bon, puisque la lutte contre la chaleur doit être prolongée, d'employer un agent dont l'administration fréquente ne soit pas préjudiciable à l'organisme.

Ceci est tellement vrai, que les discussions sur la valeur respective des antithermiques roulent bien plutôt sur leurs contre-indications que sur leur propriété fondamentale universellement reconnue. Nul ne conteste l'action des bains froids sur la chaleur, mais on les accuse de congestionner les organes internes, d'exposer aux complications les plus graves du côté des voies respiratoires (1). Les bains frais et tièdes sont accusés de méfaits analogues. Les antithermiques internes sont passibles des mêmes reproches; les salicylates, l'acide phénique, le sulfate de quinine lui-même, sont écartés de cette médication, bien plus à cause des dangers inhérents à leur administration que des doutes qui règnent sur leur efficacité. Ces considérations nous montrent que l'emploi des antithermiques n'est pas exclusivement subordonné au besoin actuel de la maladie; ce besoin est, on peut le dire, le même dans tous les cas, et l'indication qui se présente toujours est de diminuer l'activité des combustions. On se basera, pour choisir un médicament, sur la connais-

(1) Voir Claudot, *Réponse à Glénard*. Lyon médical, 1881. xxxvi, p. 555.

sance des accidents ou des complications à éviter. Il nous paraît donc indispensable de passer rapidement en revue les agents de la médication antithermique; les contre-indications de leur emploi ressortiront clairement de leur action physiologique et de leur influence sur l'évolution de la maladie.

HYDROTHÉRAPIE

1° *Bains froids.* — La méthode des bains froids nous vient d'Allemagne, où elle est extrêmement répandue. Dès 1833, Harn l'appliquait à l'hôpital de la Charité de Berlin ; beaucoup de médecins s'engagèrent dans cette voie; Traube, Liebermeister, Juergensen, Niemeyer, Wunderlich, préconisèrent les bons effets du traitement de la fièvre typhoïde par l'eau froide. Brand, médecin d'hôpital à Stettin, énonça sous forme d'aphorismes les règles de cette médication (1), en même temps qu'il en affirmait l'absolue innocuité et la quasi-infaillibilité. Il est bon de remarquer que la méthode réfrigérante est extrêmement répandue en Allemagne; dans l'armée en particulier, on peut dire que tous les typhoïsants sont traités de cette façon : les statistiques portent donc sur des chiffres considérables, et l'on est surpris de voir combien est faible le taux des décès inscrits dans ces documents. Il semblerait à première vue que les résultats statistiques élèvent la méthode des bains froids infiniment au-dessus de tous les autres modes de traitement; les décès varient, suivant la plupart des observateurs, entre 1 et 8 pour cent, tandis que les autres méthodes donnent une proportion de décès qui oscille autour de 28 pour cent. Qelques-uns ne s'arrêtent pas en si bon chemin, et M. Glénard, dont les chaleureux plaidoyers ont fait accepter cette méthode dans les hôpitaux de Lyon, inscrit sans hésitation des résultats qui abaissent la mortalité à zéro pour cent (2). En face de pareils chiffres, et lorqu'on les compare à ceux que donnent d'autres expérimentateurs (3), on est

(1) Brand, *Was versteht man unter Kaltwasserbehandlung des Typhus?* Wiener med. Wochenschrift.

(2) Glénard, *des Bains froids dans la fièvre typh.* Journal de médecine de Lyon, 1884. *Acide phénique et Bains froids.* Lyon médical, 1881, t. XXXVI, p. 367.

(3) Peter : Discussion à l'Acad. de méd. 1882. — *Réflexions critiques sur l'emploi des bains froids dans la fièvre typh.* Bull. thérap., 1877, p. 205 et 241.

autorisé à se demander si la statistique ne favorise pas singulièrement la méthode des bains froids. Brand a dit : « Toute fièvre typhoïde traitée dès le troisième jour par l'eau froide sera exempte de complication et guérira. » Si cette condition, traitement institué dès le troisième jour, n'est pas remplie, il est évident que la méthode de Brand n'a pas été appliquée dans toute sa rigueur, et qu'elle n'a pu donner tout ce qu'elle était en mesure de donner : si malgré ces conditions fâcheuses le malade guérit, il est certain que le bénéfice de cette guérison sera attribué à la méthode; mais si par hasard la terminaison est fatale, devra-t-on accuser un système de traitement qui en somme n'a pas été appliqué ?

Nous donnons cette explication pour ce qu'elle vaut ; c'est une simple hypothèse; les documents qui pourraient la confirmer ne sont pas entre nos mains.

Quelle est l'action thérapeutique des bains froids ?

Pour répondre à cette question, il nous a fallu recourir aux observations publiées par les partisans de cette méthode ; on se borne en général, dans ces documents, à enregistrer l'abaissement du thermomètre succédant à l'emploi de l'agent thérapeutique ; les phénomènes de dépression ou d'excitation consécutifs, les troubles généraux ou localisés sur certains appareils sont rarement mentionnés, et il n'est pas facile de démêler l'action d'ensemble du bain froid dans les constatations qui n'ont en vue qu'un seul résultat : l'hypothermie.

Cependant quelques phénomènes se produisent d'une manière constante.

Le malade est placé dans un bain à 20° centigrades; au moment même où il est mis dans l'eau, la tête, qui seule émerge, est largement arrosée avec de l'eau à une température beaucoup plus basse, 6 ou 8 degrés. Au moment où le malade entre dans le bain, quelquefois après cinq ou six minutes, il est pris d'un frisson violent ; les extrémités sont cyanosées ; la peau présente l'aspect de la chair de poule, les papilles dermiques sont saillantes. La fréquence du pouls diminue : il y a de 10 à 20 pulsations en moins par minute; en même temps, s'il était petit et dépressible, il devient plus ample et plus résistant; s'il était inégal, irrégulier, ces caractères s'amendent d'une manière notable ; la respiration est fortement gênée au début ; l'inspiration surtout s'accompagne d'une anxiété et d'une sensation de constriction à la gorge très-marquées ; le rhythme devient haletant; une toux violente, irrésistible et douloureuse, survient souvent et n'est que faiblement soulagée par l'expectoration de mucosités bronchiques épaisses. L'anxiété du malade dépasse toute expression ; la syncope n'est pas éloignée ; elle survient quelquefois avant que les quinze minutes exigées par la méthode se soient écoulées. Le thermomètre, placé dans l'aisselle immédiatement, indique un abaissement de deux ou trois degrés, abaissement qui atteint d'emblée et brusquement son maximum et qui persiste pendant une couple d'heures.

Cet abaissement est-il général ? En d'autres termes, les organes profonds participent-ils à la réfrigération de la périphérie ? Cette question a donné lieu à de très-vives discussions, et les avis sont encore partagés (1).

On a essayé de résoudre cette question par voie expérimentale. M. Hussenet a pris la température dans le foie de lapins soumis à des bains froids prolongés ; il a constaté un abaissement de la température centrale, moins prononcé toutefois que l'abaissement à la périphérie (2). Il semble donc démontré que la réfrigération est générale et porte sur toute la masse du sang; l'élévation relative de la température centrale est due à un état de congestion des viscères, dont les altérations constatées *post mortem* sont une preuve irrécusable admise par la grande majorité des auteurs (3).

A côté de ces actions immédiates du bain froid, il faut enregistrer celles qui surviennent tardivement et celles qui sont dues à l'emploi réitéré de cet agent.

Les organes préalablement malades ou simplement prédisposés à réaliser des altérations pathologiques doivent évidemment être influencés d'une manière fâcheuse, soit par les congestions, soit par les

(1) Virchow, *Arch. fur exp. Path.* 1871, XXXII, p. 432.

(2) Hussenet, *Du bain froid au point de vue antipyrétique.* Thèse Nancy, 1870.

(3) Niée cependant par quelques auteurs : *Voir* Goltdammer, *uber Blutungen bei Ileotyphus.* Berlin, Klin. Wochenschrift, 1877.

secousses auxquelles les bains froids donnent lieu. Plus cette action sera répétée et plus les lésions seront graves. L'appareil respiratoire est de tous celui qui est le plus fréquemment atteint par les mauvais effets de la méthode de Brand ; et, contrairement à ce qu'on pourrait supposer, les accidents siégent le plus souvent du côté des voies supérieures ou tout au moins débutent par cette région ; il n'est pas rare de voir survenir après quelques jours de traitement une angine extrêmement intense. Si les bains sont continués, malgré le traitement local, elle ne tarde pas à s'étendre au larynx, où elle détermine des accidents sérieux. Bien que les processus congestif et inflammatoire soient essentiellement distincts, l'un peut dériver de l'autre; car l'état congestif est favorable au développement de l'inflammation ; ceci est particulièrement vrai pour les affections laryngées dont nous nous occupons. D'abord caractérisées par une simple congestion qui se manifeste par des troubles de la voix et par des accès passagers de suffocation, elles ne tardent pas à revêtir un caractère infiniment plus grave ; des ulcérations se produisent sur la muqueuse du larynx, gagnent rapidement en profondeur, atteignent les cartilages qui sont nécrosés et quelquefois éliminés dans les efforts de toux, et laissent après elles, quand toutefois elles aboutissent à la cicatrisation, des pertes de substance irréparables. Ces troubles laryngés ont été si souvent notés au cours des fièvres typhoïdes traitées par les bains froids, que les plus chauds partisans de cette méthode ne tentent pas de la disculper entièrement à cet endroit. Liebermann admet deux cas où les bains froids sont formellement contre-indiqués : 1° quand il y a des complications ulcéreuses du larynx ; 2° lorsque la muqueuse de cet organe témoigne d'une susceptibilité particulière.

La bronchite, la pneumonie, les hémoptysies, sont des accidents qui ont toujours fait partie du cadre nosologique de la fièvre typhoïde. Louis (1), Bazin (2), Bouillaud (3), Griesinger (4), signalent tous ces

(1) Louis, *Recherches sur la gastro-entérite*, 1823.

(2) Bazin, *du Catarrhe bronchique dans la dothiénentérie*. Thèse de Paris, 1834, n° 300.

(3) Bouillaud, *Clin. méd. de la Charité*, 1837, t. I.

(4) Griesinger, *Traité des maladies infectieuses*.

troubles du côté des voies respiratoires, tout en différant sur leur degré de gravité ou de fréquence. Il est donc difficile de dire si les bains froids ont une action marquée sur le développement de ces accidents, car il est rare de voir une fièvre typhoïde évoluer sans qu'il n'y ait rien à noter du côté de l'appareil de la respiration. On trouve cependant une statistique intéressante à ce point de vue dans Betke (1) ; elle porte sur un nombre considérable d'observations : cet auteur a pu réunir 1,420 cas, et il a observé qu'avant l'emploi des bains froids la pneumonie se rencontrait dans une proportion de 2 °/₀ ; à partir du jour où ce mode de traitement fut mis en usage, la proportion s'éleva à 3,5 °/₀.

Il paraît donc évident que les complications pulmonaires sont, sinon très-augmentées en fréquence, au moins fâcheusement influencées par les bains froids. Aussi accepterons-nous comme une règle absolue, dans les cas où l'on en fera usage, les conclusions formulées par M. Pécholier au sujet des affusions d'eau froide.

« Nous nous sommes fait une loi de n'employer l'eau froide qu'en surveillant attentivement les désordres de la fonction respiratoire, et nous avons suspendu ou même abandonné momentanément le traitement, dès que nous avons constaté une augmentation réelle de l'engouement pulmonaire (2). »

Tel est aussi l'avis de M. Combal et de nombreux professeurs de l'École de Montpellier.

D'autres accidents ont encore été mis sur le compte des bains froids; ce sont les hémorrhagies, les crises nerveuses, les syncopes, les abcès internes, les lésions rénales.

L'afflux du sang vers les viscères par suite de la contraction des capillaires de la peau, cet afflux survenant au moment même où le cœur acquiert plus d'énergie par l'action tonique du froid sur le système nerveux, rend parfaitement compte de la rupture des petits vaisseaux de l'intestin et des hémorrhagies consécutives. Toutefois, cette

(1) Betke, *die Complicationen des abdominal Typhus.* Canstatt Jahrbuch, 1870.

(2) Pécholier, *sur les Indic. du traitement de la fièvre typhoïde par la créosote et les affusions froides.* Montpellier, 1874.

hémorrhagie ne surviendra que si la membrane des vaisseaux est déjà sensiblement altérée par les ulcérations intestinales, et il résulte de cette considération que la crainte des hémorrhagies ne constitue une contre-indication des bains froids qu'à une période avancée de la maladie. Même à ce moment-là, on a souteuu la parfaite innocuité des bains froids à ce point de vue, et l'on a essayé de démontrer, chiffres en mains, que la fréquence des hémorrhagies intestinales n'avait pas été accrue depuis l'adoption de la méthode de Brand (1). A ces affirmations venues d'Allemagne, on a opposé en France des chiffres non moins éloquents (2); de sorte qu'il paraît difficile de tirer une conclusion des données de la statistique.

Dans le doute, nous préférons nous en tenir à la pratique de médecins prudents, qui suspendent les bains chaque fois que l'énergie de la pulsation et la tendance aux hémorrhagies leur indiquent d'*éviter la congestion des organes internes.*

Ce que nous avons dit au sujet de l'action très-prononcée des bains froids sur le système nerveux devra les faires écarter chaque fois qu'il y aura une tendance aux lipothymies. On les a vus également provoquer chez les sujets prédisposés de véritables attaques épileptiformes ou hystériformes.

Les abcès, les néphrites qui surviennent au cours de la fièvre typhoïde, ont une pathogénie encore trop obscure pour qu'on puisse accuser les bains froids d'en être la cause déterminante ou occasionnelle.

En résumé le bain froid agit avec puissance sur la chaleur produite; il diminue la fréquence du pouls et en relève l'énergie : il est donc indiqué par l'hyperthermie excessive et par la petitesse et la fréquence du pouls; mais son action est passagère et demande à être renouvelée fréquemment. L'action congestive sur les viscères et en particullier sur l'appareil respiratoire contre-indique cet agent chaque fois qu'il y a une

(1) Goltdammer, *uber Bluntungen bei Ileotyphus.* Berl. klin. Wochenschrift, 1876.

(2) Robert, *des Complic. conséc. au traitement de la fièvre typhoïde par les bains froids.* Thèse Paris, 1877. — Peter, *Bull. thérap.,* op. cit.

lésion ou une prédisposition morbide de cet appareil, chaque fois aussi que l'on redoute une hémorrhagie intestinale. La violence de son action s'oppose à ce qu'on l'administre aux personnes âgées ou débiles (1).

Bains tièdes. — Lotions. — Affusions. — Ce que nous avons dit au sujet du bain froid sur la calorification nous dispensera d'entrer dans les détails sur les autres agents de l'hydrothérapie. En effet, leur action ne diffère de celle des bains froids que par une intensité moindre Le frisson du début fait le plus souvent défaut, ainsi que la cyanose des extrémités ; avec le bain tiède, dont on peut abaisser progressivement la température, la gêne de la respiration est beaucoup moins marquée ; l'abaissement consécutif du thermomètre est tout aussi prononcée, aussi persistant qu'avec le bain froid (2). Au lieu de l'impression pénible qu'éprouve le malade lorsqu'il est placé dans l'eau froide, le bain avec affusion froide procure une sensation de bien-être général, que M. Pécholier décrit avec exactitude dans le *Montpellier médical* de juillet 1874 :

« Le sujet sort de sa torpeur; il se réveille, ouvre les yeux ; ses pensées deviennent plus précises, ses paroles plus accentuées, ses mouvements plus libres. Le pouls perd de sa fréquence, et la chaleur surtout diminue d'intensité ; nous avons fréquemment fait constater au thermomètre la différence de température : elle était de 1 ou 2 degrés ou même davantage... »

M. Fuster a employé avec beaucoup de succès, à l'hôpital St-Éloi, les bains tièdes suivis d'une affusion froide sur la tête des malades ; il faisait précéder chaque bain d'un pédiluve sinapisé.

Nous avons vu employer dans le service de M. Mossé, suppléant de M. le professeur Combal, l'enveloppement dans un drap mouillé. Ce

(1) Robert, *loc. cit.*

(2) Ziemssen estime que l'action du bain tiède prolongé (30 à 40 minutes) dure plus longtemps que celle d'un bain froid d'un quart d'heure. Même opinion dans Dumonpallier : *Contrib. à l'ét. de la réfrig. du corps humain.* Gaz. hôp., 1883, LVI, p. 234.

moyen, simple et efficace, présente l'avantage d'exiger un moindre déplacement du malade et de l'exposer moins aux refroidissements.

L'action tonique sur le système nerveux est cependant plus marquée que l'action antithermique; aussi est-il surtout utile chez les malades nerveux et sanguins (Obs. I).

La lotion froide est un moyen d'agir rapidement, sans forte secousse, sans déplacement; mais son action est moins efficace, car la faible quantité d'eau employée dans la lotion s'échauffe rapidement et ne procure en somme qu'une réfrigération toute superficielle. L'action tonique est très-sensible, et nous verrons plus loin qu'elle peut être utilisée avantageusemeut.

Eau froide à l'intérieur. — Entre le froid appliqué à l'extérieur comme antithermique et les antipyrétiques médicamenteux internes, nous dirons quelques mots d'une mdéication qui a été élevée en Italie à la hauteur d'une méthode, et qui consiste à faire ingérer au malade des boissons glacées, dans le but de combattre la chaleur intérieure.

Le professeur Cantani, de Naples, qui a eu l'idée première de cette médication, a donné jusqu'à 12 litres d'eau glacée en vingt-quatre heures à ses malades; un de ses élèves, M. le professeur Negretto (1), de Milan, av oue n'avoir jamais réussi à faire absorber par la bouche une pareille quantité de liquide ; il a suppléé à l'insuffisance des voies supérieures en administrant le remède par le rectum; il donne les lavements à 10°. Ces deux praticiens ont eu à se louer de cette médication; mais, comme ils l'associent sagement aux autres remèdes employés dans la fièvre typhoïde, il est difficile de savoir à quel élément thérapeutique il convient de rapporter les succès obtenus.

ANTIPYRÉTIQUES INTERNES

Sulfate de quinine. — Cet agent mérite, par son efficacité constante

(1) Negretto, *Brevi Cenni intorno alla cura perfrigerante dell' Ileotifo.* Annali univ. di med., 1882, CCLIX, p. 124.

dans le traitement du phénomène fièvre, d'être placé en tête des antipyrétiques internes. Il fut employé pour la première fois dans la fièvre typhoïde en 1852. Pereira, Blache, Monneret, l'administraient à des doses si élevées, qu'ils virent se produire des accidents graves d'intoxication. Pereira, sur douze malades traités de cette façon, observa quatre fois des accidents épileptiformes qui entraînèrent la mort de deux malades. Ces insuccès jetèrent la quinine dans un discrédit complet, dont Liebermeister la tira en 1859. Depuis les travaux de cet auteur, son emploi s'est généralisé, et actuellement il y a peu de praticiens qui l'écartent de leur thérapeutique. Il est juste de remarquer qu'on a toujours, à Montpellier, utilisé la quinine dans la fièvre typhoïde ; ce fait tient peut-être à la fréquence des complications intermittentes qui l'indiquaient d'une manière toute spéciale.

Quelle est l'action du sulfate de quinine dans la fièvre typhoïde ?

Cette action a été fort bien étudiée par M. Germain Sée et exposée par lui à l'Académie de médecine, dans la séance du 30 janvier 1883. D'après cet auteur, la quinine a une double action: en premier lieu, une action générale sur les combustions, qui se traduit par la diminution de l'urée et de l'acide carbonique éliminés et par un abaissement de la température, abaissement qui peut atteindre un degré et demi ; en second lieu, une action directe sur le cœur, dont elle augmente l'énergie et régularise les battements et qui entraîne une amélioration du pouls. Au point de vue de son action sur la chaleur, M. Germain Sée a fait ressortir ce fait que nous avons déjà signalé, à savoir que la quinine influence la production de la chaleur, tandis que les agents de l'hydrothérapie ne s'adressent qu'à celle qui est déjà produite ; et cet auteur n'hésite pas à la préférer aux bains, se conformant ainsi aux conclusions déjà posées par Liebermeister.

On devra aussi préférer la quinine aux antipyrétiques internes. En effet, l'acide salicylique n'a qu'une action extrêmement passagère; la digitale produit souvent des effets fâcheux sur le pouls; l'acide phénique est un dangereux hyposthénisant.

L'action du sulfate de quinine sur la température est donc incontestable ; mais en quoi consiste-t-elle exactement ? Il est très-rare de ne pas avoir une heureuse modification de la courbe ; mais, pour bien constater et juger de l'effet précis du médicament, il est important de choisir un cas où la quinine a été administrée au moment où la température était régulièrement élevée, et où aucune autre médication n'est venue pallier ou accentuer les effets de cet agent ; c'est ce qui s'est présenté dans le cas rapporté à l'observation VI. Chez ce malade on a donné seulement trois fois de la quinine, pendant les quarante-huit jours de sa maladie: une première fois, au milieu de la période d'état; une seconde fois, au début de la période de déclin; enfin, une troisième, à la période de déclin d'une rechute. Or, dans ce cas, choisi entre beaucoup d'autres, parce qu'il nous paraît mettre en lumière l'action de la quinine, on a constaté ceci : au treizième jour on administre une dose de quinine ; il se produit un abaissement marqué des températures du matin et du soir; le lendemain, quatorzième jour, cet abaissement existe encore, mais il est moins marqué; le quinzième jour, il va toujours en s'effaçant, et, le seizième jour, la température du soir est plus élevée que celle du douzième jour. Il y a donc eu un abaissement de tous les sommets dû à l'alcaloïde ; mais cette action s'est effacée progressivement, et au bout de quatre jours elle avait complétement disparu. A une autre période de la maladie, à la période de déclin, on administre encore la quinine : l'action est tout aussi marquée; mais, au lieu d'obtenir un abaissement suivi d'une réascension lente, on observe une accentuation des oscillations descendantes; le malade, qui avait eu 39°2 la veille au soir, n'a que 38°3 le soir du jour où il a pris la quinine (dix-huitième jour), et le matin la température est normale. A la fin de la rechute, après trois jours pendant lesquels il se présente une différence énorme entre les températures du matin et celles du soir, on voit, sous l'influence de la quinine administrée deux jours de suite, les exaspérations vespérales subitement maîtrisées et le malade entrer en convalescence.

Il résulte de ces faits que la quinine, dans la période d'état, abaisse la ligne des maxima, mais que son influence diminue à mesure qu'on s'éloigne du moment de son absorption, et qu'après quatre ou cinq jours elle a complétement disparu. Dans la période de déclin, elle précipite la ligne de défervescence. Enfin, dans la période dite amphibole, elle combat avantageusement les fortes exaspérations vespérales.

Que serait-il arrivé si, dans ces cas, on avait continué l'administration de la quinine ?

L'action de la quinine dans la fièvre typhoïde est passagère, quelles que soient la dose et la fréquence des prises. C'est même cette fugacité qui permet de distinguer la fièvre typhoïde vraie des fièvres palustres à forme typhique. En effet, dans l'affection qui nous occupe, la fièvre persiste, revient peu à peu, malgré la continuation du médicament.

Nous avons observé que le bromhydrate de quinine produit un abaissement moindre de la température, mais plus durable que celui qu'on obtient avec le sulfate.

Quelles sont les indications de la quinine ?

Elles découlent de l'hyperthermie proprement dite, des oscillations accentuées, de l'état du pouls.

Pour que l'hydrothérapie soit contre-indiquée, on a recours à la quinine afin de diminuer les combustions exagérées et l'autophagie qui en est la conséquence. Donnée dans la période d'état, elle produira presque toujours, comme nous l'avons dit, un abaissement de tous les sommets qui persistera quelques jours, mais dont la durée permettra d'attendre, soit le moment où un nouveau médicament pourra être employé, soit celui où une nouvelle dose sera de nouveau efficace.

Dans la période de déclin, en accentuant la chute de la température, elle a peut-être une action réelle sur la durée de la maladie, car elle permet de nourrir le malade plus tôt, l'apyrexie étant plus promptement obtenue.

Lorsque les oscillations sont très-acccentuées, cela peut tenir soit à une complication palustre, soit à l'infection prolongée de l'organisme.

Dans le premier cas, la quinine aura une action manifeste en débarrassant le malade d'un élément qui aggrave son état, et la maladie évoluera avec plus de régularité ; dans le second, la quinine sera encore très-utile, car on l'utilisera contre tous les états rémittents, qu'ils se rattachent ou non à l'intoxication paludéenne.

Enfin la faiblesse des contractions du cœur, la petitesse du pouls, le dicrotisme, signe manifeste du relâchement des vaisseaux et de la diminution de la pression sanguine, seront encore des sources d'indication de la quinine. Ce médicament exerce en effet une action tonique sur le cœur, et, en relevant l'activité de ce muscle, les troubles circulatoires seront heureusement influencés. La dose, un gramme environ, sera prise en deux ou trois heures. On se souviendra que la température peut se relever malgré la continuation du médicament, et on évitera de répéter les doses pendant plusieurs jours consécutifs. Le plus souvent, on donnera la quinine le matin, afin d'agir sur l'exaspération du soir, et on aura soin de s'enquérir du moment où le maximum thermique est atteint, de manière à ce que toute la quinine soit ingérée quatre heures avant ce moment. On l'administrera de préférence en potion, en cachets ou en pilules. Les injections hypodermiques, les lavements, seront réservés pour les cas où il y aurait intolérance de la part de l'estomac ou pour ceux où il y aurait urgence.

Acide salicylique et salicylate de soude. — Ils présentent, à côté de leurs propriétés antiputrides (1), des propriétés antithermiques qui leur assignent un rang important dans le traitement de la fièvre. D'abord employé en Allemagne, le salicylate de soude a été introduit dans la thérapeutique française par Germain Sée ; préconisé dans le traitement de la fièvre typhoïde, il compte encore, à ce point de vue, de chaleureux défenseurs, parmi lesquels MM. Vulpian et Hallopeau.

Le salicylate de soude provoque les effets suivants : ralentissement de la respiration et du pouls, abaissement de la pression sanguine et de la température. Le ralentissement de la respiration arrive à un degré assez prononcé pour constituer la dyspnée salicylique, et parait dû à des troubles de l'innervation par suite d'une diminution de l'excitabilité des rameaux du pneumogastrique (2) ; le malade serait obligé de surveiller sa respiration et de faire en temps voulu des inspirations volontaires. Bien que ces effets du salicylate soient passagers, ils causent néanmoins au malade une fatigue considérable, s'il est à même de fixer son attention sur ce point ; et s'il est dans la stupeur, comme cela

(1) Béchamp, *Montp. méd.*, 1875.

(2) Nothnagel et Rossbach, *Thérapeutique*, p. 439.

arrive le plus souvent, la crise dyspnéique, non combattue par des efforts continuels, deviendra très-grave. C'est là un premier fait, constaté par tous les auteurs, et qui devrait faire rejeter l'agent en question : 1° chaque fois qu'il y a des troubles quelconques du côté de la respiration; 2° chaque fois que le malade est dans la stupeur.

Son action sur le pouls paraît se rattacher exclusivement à l'hypothermie; il n'a pas, comme la quinine, d'action tonique sur le cœur et les petits vaisseaux, ainsi que le montre l'abaissement proportionnel de la pression sanguine.

La température des typhoïsants est nettement influencée par le salicylate de soude. Cet agent détermine une hypothermie manifeste (1), qui commence une heure environ après son administration, atteint rapidement son maximum, mais dure fort peu, cinq ou six heures en moyenne; encore faut-il, pour obtenir ces effets, employer des doses assez fortes. Cette action du salicylate de soude est si fugitive, que ses plus chaleureux prôneurs n'osent pas l'employer d'une manière exclusive; ils seraient obligés d'arriver à des doses quotidiennes trop considérables. Ainsi M. Hallopeau le donne pendant trois jours au plus, et, après avoir obtenu par cette médication une hypothermie suffisante, il s'efforce de la maintenir par le sulfate de quinine. Si la température remonte après quelques jours, il soumet de nouveau ses malades à la médication salicylée pendant un jour ou deux, et revient encore à la quinine (2).

Il résulte de ce mode d'action du salicylate que ses indications sont en somme très-restreintes ; il n'est à aucun point de vue préférable à la quinine dans l'immense majorité des cas ; il ne paraît indiqué que lorsqu'une hyperthermie extrême, présentant un danger immédiat et non justiciable des autres antithermiques, demande à être combattue d'urgence.

(1) Voir les tracés dans Blanc, *Traitement de la fièv. typh. par le sal. de soude.* Thèse Paris, 1881.

(2) Hallopeau, *du Traitement de la fièv. typh. par le calomel, le sal. de soude et le sulfate de quinine,* in *Union méd.*, 1881, t. V, p. 1 à 8.

Nous avons vu les contre-indications qui résultent de son action sur la respiration.

Il en est d'autres qui tiennent à ses propriétés irritantes et à ses voies d'élimination. Les hémorrhagies intestinales seraient rendues plus fréquentes par l'emploi exclusif du salicylate de soude, qui détermine des congestions et des irritations locales intenses. On constate aussi des troubles passagers du côté de la vision et de l'ouïe.

Mon savant et regretté maître A. Fabre, professeur de clinique médicale à l'Hôtel-Dieu de Marseille, employait avec grand avantage l'acide salicylique contre la température ; mais il avait constaté que cet acide avait le désavantage de dessécher le gosier et de produire peut-être des ulcérations du pharynx. Mon excellent ami M. le docteur Bidon, chef de clinique à Marseille, a observé tout récemment ces mêmes ulcérations chez des enfants de six à huit ans, au huitième ou dixième jour de l'emploi de l'acide.

Enfin le salicylate de soude s'élimine en grande partie par les urines, et son passage par le filtre rénal provoque souvent un état inflammatoire de cet organe, altération qui peut se traduire par une albuminurie persistante. Si donc on ordonnait ce médicament, il faudrait surveiller attentivement les urines. Il faut, dit Germain Sée, s'abstenir de donner le salicylate dans les cas de néphrite, car alors il ne serait plus éliminé par le rein et produirait des accidents toxiques. On donne le salicylate de soude peu de temps avant le moment où l'on veut obtenir un abaissement thermique; on le fait prendre en cachets ou en potion; dans ce dernier mode d'administration, un excellent correctif est le suc de réglisse.

Acide phénique. — Bien que l'idée d'utiliser les propriétés antiputrides de l'acide phénique soit ancienne et ait été signalée à Montpellier par M. Pécholier dès 1869, c'est M. Desplats (de Lille) qui le premier a vulgarisé l'action *antithermique* de ce médicament dans la fièvre typhoïde(1). A cet effet, il a donné à ses malades des doses vraiment

(1) Desplats, *Note sur l'emploi de l'acide phén. comme antipyrétique.* Comptes rendus de l'Acad. de médecine, 8 septembre 1880.

surprenantes, allant jusqu'à 10 et même 19 grammes dans vingt-quatre heures : un malade âgé de dix-sept ans a pris 91 gr. en cinq jours. A ces doses énormes, ce médicament a provoqué des frissons, des sueurs et des effets thérapeutiques des plus accentués.

A peu près à la même époque, un médecin militaire d'Algérie, M. Ramonet (1), expérimentait l'acide phénique sur les typhoïsants ; bien que ses conclusions fussent favorables à ce mode de traitement, il observait et enregistrait avec soin, d'une part des effets physiologiques importants, d'autre part de véritables accidents survenus sous l'influence de cette médication. M. Ramonet employait principalement les lavements phéniqués et donnait, au maximum, 2 gr. par vingt-quatre heures à ses malades, tenant pour exagérées les doses indiquées par Desplats. Il constata les effets suivants, qu'il divise en effets immédiats et effets prochains. Les effets immédiats sont essentiellement constitués par une fluxion intense suivie, de sueurs profuses, et une hypothermie manifeste rapidement atteinte, mais disparaissant progressivement et complétement effacée après trois ou quatre heures ; un frisson violent marque la fin de la déferveseence ou le début de la réascension.

Les effets prochains sont représentés par la disposition des phénomènes cérébraux et par une température normale le matin.

A côté de ces résultats il enregistre les accidents, dont les principaux sont : l'hypothermie exagérée, la congestion pulmonaire, l'albuminurie et la cachexie phéniquée.

L'hypothermie exagérée est facilement réalisée, même avec des doses faibles ; chez certains malades, sans que l'on puisse rattacher cet accident à autre chose qu'à une susceptibilité spéciale, le malade tombe en syncope ; le thermomètre indique 32 degrés, ou parfois une température moindre, dans l'aisselle, et la mort survient avant que la réaction se produise ou pendant le frisson qui la précède.

Au sujet des deux autres écueils que présente la médication phéniquée, voici comment s'exprime M. Ramonet : « Sans doute la conges-

(1) Ramonet, *de l'Acide phénique et des Règles de la médication phéniquée dans la fièv. typh.* Arch. gén. de méd. 1882, I. p. 524.

tion pulmonaire et l'albuminurie sont des complications à redouter dans la fièvre typhoïde ; mais leur fréquence est certainement accrue dans une large mesure par l'emploi du traitement phéniqué.

» Elles s'expliquent aisément, soit par des hypérémies pulmonaires et rénales engendrées par la réaction qui succède aux dépressions thermiques déterminées par l'acide phénique, soit par une action irritante topique ou des lésions trophiques dues au contact répété de l'agent avec les parenchymes du poumon et du rein (1). On sait, en effet, que ces deux viscères sont les principales voies d'élimination du liquide absorbé. »

Enfin la cachexie phéniquée apparaît de très-bonne heure, souvent six à sept jours après le commencement du traitement.

Elle est caractérisée par une débilité extrême, une pâleur cireuse de la face, la décoloration des muqueuses, une anémie profonde accompagnée de leucocythémie.

Ces troubles se rattacheraient, d'après M. Ramonet, à l'action directe de l'acide phénique sur les globules sanguins et l'hémoglobine ; celle-ci serait décomposée, et la coloration vert olive que présentent les urines serait due aux produits de cette décomposition.

Si la théorie de Ramonet est fondée, on pourrait peut-être en conclure ceci : c'est que l'action antithermique du phénol n'est due qu'à l'obstacle qu'il apporte à l'absorption de l'oxygène par les globules, et, si cette déduction est juste, on voit combien l'usage de ce médicament entraînera de dangers pour l'organisme tout entier.

Nous avons cité l'opinion d'un partisan de la médication phéniquée, pour montrer combien elle présentait d'inconvénients.

Les conclusions de M. Ramonet ont été corroborées par d'autres expérimentateurs (2).

(1) P. Bert et Joylet, *Gaz. méd. de Paris,* 1872, p. 187 : « L'acide phénique s'élimine surtout par le poumon et par les reins. »

(2) Raymond, *du Traité de la fièv. typh. par la médication phéniquée.* Gaz. méd. Paris, 1881, page 422. — Cénas, *Note sur une épidémie de fièv. typh. observée à l'hôp. de la Croix-Rousse.* Lyon méd., 1882, XL, p. 505. — Manoury, *sur l'Intoxication par l'ac. ph.* Progrès médical, 1880.

Nous pensons que, dans la plupart des cas où l'acide phénique paraît avoir une grande influence sur l'issue de la maladie (1), cet agent doit partager avec les autres substances administrées les fatigues de la lutte et la gloire du résultat (1).

L'acide phénique n'en reste pas moins un excellent moyen de traitement ; mais il doit être donné à doses faibles, et son action antithermique exagérée, qui touche de si près à l'intoxication, doit être évitée à tout prix.

Digitale.— Certains auteurs, et de nos jours encore l'école de Strasbourg, font de la digitale un spécifique de la fièvre symptomatique au même titre que la quinine est un spécifique de la fièvre intermittente ; Hirtz, Wunderlick, l'ont administrée dans la fièvre typhoïde contre l'hyperthermie.

Il nous a semblé que, dans la plupart des cas rapportés, lorsqu'on avait obtenu une hypothermie réelle, c'est qu'on en était arrivé aux accidents toxiques (vomissements, diarrhée liquide, etc.) ; dans ces cas, on passe avec une rapidité souvent terrifiante de la détente au collapsus (2), ce qui s'explique aisément par l'emploi d'un médicament dont les effets s'accumulent avec tant de rapidité.

La digitale a été surtout utile lorsque l'élévation de la température périphérique était due à une surexcitation du système cardio-vasculaire ou à une irrégularité de son fonctionnement ; aussi étudierons-nous ce médicament avec les troubles de ce système.

Alcool.— Rabuteau, Fokker, Obermeier, etc., ont observé la diminution de l'urée sous l'influence de l'alcool, qui, pris à haute dose, produit encore le ralentissement dn cœur par excitation des pneumogastriques (Nothnagel et Rossbach).

L'alcool, outre sa puissance tonique et stimulante, a donc des propriétés aussi antithermiques. On l'associe heureusement à d'autres médicaments, et en particulier à la quinine.

(1) Barbier, *Contrib. à l'ét. du trait. de la fièv. typh. par l'ac. ph.* Thèse, Paris, 1881.

(2) Jaccoud, *Leçons cliniques* : Digitale.

CHAPITRE III

État des Forces

L'état des forces dans la fièvre typhoïde constitue, par les altérations nombreuses et profondes auxquelles il est sujet, un élément des plus importants. C'est sur lui que le médecin devra surtout fixer son attention, depuis le premier jour de malaise jusqu'à la fin de la convalescence. Nous nous inspirerons dans cette courte étude des idées profondément cliniques de l'École de Montpellier, reflétées dans le *Traité de pathologie générale* de M. le professeur Jaumes, et plus récemment mises en lumière dans les leçons de M. le professeur Grasset.

L'état des forces n'a pour mesure la force particulière d'aucun organe, d'aucun appareil.

Le parfait développement, le bon fonctionnement des systèmes musculaire, nerveux, de l'appareil cardio-vasculaire, du sang lui-même, ne sauraient permettre d'apprécier cet élément. La somme des forces de ces divers appareils ne représente pas non plus à elle seule toutes les forces de l'économie, mais seulement une fraction de celles-ci, qui porte le nom de *forces agissantes*. Pour apprécier les forces totales, il faut y joindre les *forces radicales*.

Un exemple fera mieux ressortir cette proposition.

Considérons un individu aussi mal partagé que possible au point de vue des forces agissantes. Ce sera une femme hystérique, amaigrie ou bouffie, à muscles flasques et grêles, dont le système nerveux détraqué s'émeut et s'épuise à la plus faible impression chloro-anémique, sans appétit, se nourrissant mal, et pour qui le plus léger travail sera cause d'une fatigue insurmontable.

Considérons, d'autre part, un homme d'une santé robuste, sanguin, aux nerfs calmes, se nourrissant à merveille et susceptible de fournir un travail de longue haleine sans éprouver une grande lassitude. Supposons à présent que ces deux sujets soient frappés en même temps par la même maladie. Il peut se faire que la femme hystérique la supporte pendant un temps extrêmement long, sans perdre beaucoup du faible capital de forces qu'elle possédait antérieurement. A côté d'elle, l'homme robuste jusqu'à ce jour sera peut-être comme anéanti dès les premières atteintes, et l'affection revêtira un caractère adynamique grave ; les ressources seront dépensées en quelques jours, et le patient mourra faute d'avoir pu faire les frais de sa maladie. Des exemples analogues à ceux-ci sont présents à la mémoire de quiconque a vu de près une épidémie : souvent les plus faibles en apparence restent debout, tandis que les colosses sont enlevés en quelques jours.

Si par l'examen des divers appareils et organes on peut mesurer l'état des *forces agissantes*, comment pourrons-nous apprécier les *forces radicales ?*

Elles échappent à une mensuration directe; mais l'histoire héréditaire et personnelle du malade peut fournir les renseignements les plus précieux sur sa résistance réelle, et cet examen devra toujours être fait aussi complet, aussi approfondi que possible.

Quelles sont les altérations dont l'état des forces est susceptible?

Elles sont nombreuses, mais peuvent être groupées sous quatre chefs : exaltation, diminution, oppression, perversion.

L'exaltation des forces se présente sous deux grandes formes : exaltation avec éréthisme circulatoire, état auquel répondent les antiphlogistiques et les contro-stimulants ; exaltation avec éréthisme nerveux, où les sédatifs et les antispasmodiques doivent faire le fonds de la médication.

La diminution des forces comprend la diminution des forces agissantes et celle des forces radicales ; elle indique les toniques dans les cas où l'on a du temps devant soi, les stimulants quand il faut agir rapidement et avec énergie.

L'oppression est constituée par une augmentation réelle et une diminution apparente. Les moyens spoliateurs mettront en lumière cette réserve cachée, car la diminution porte seulement sur les *forces agissantes* et non pas sur les *forces radicales.*

La perversion des forces revêt l'aspect de l'exaltation ; mais, au fond, il y a diminution réelle des forces radicales : le système nerveux, surexcité par l'état morbide, fait grand tapage ; mais le malade s'épuise rapidement et tombe bientôt dans le collapsus. Il faut alors combattre les manifestations bruyantes par les antispasmodiques, en même temps qu'on relèvera les forces en réserve par les toniques.

Dans la fièvre typhoïde, à laquelle de ces altérations aurons-nous affaire ?

Nous pouvons d'abord éliminer l'exaltation, qui n'est jamais qu'apparente.

La diminution des forces se présente au contraire avec une constance et une précocité remarquables, et la maladie revêt souvent la forme adynamique.

Toutefois nous pouvons dire que ce symptôme, dans certains cas exceptionnels, fait presque entièrement défaut : c'est le *typhus ambulatorius*, qu'il n'est pas très-rare d'observer chez les soldats (Combal). Mais, en règle générale, il est vrai de dire que la fièvre typhoïde atteint à la fois les forces agissantes et les forces radicales. Cette action du principe infectieux s'exerce souvent dès le début, et on voit ordinairement les malades atteints de fièvre typhoïde apportés à l'hôpital sur un brancard.

Le plus souvent, la diminution des forces est progressive et ne fait indication qu'au point de vue de la durée.

Dans ces cas, toute la médication qui s'adresse à cet élément doit se borner aux toniques, que nous rangeons avec les auteurs sous deux chefs : toniques alimentaires et toniques médicamenteux.

Toniques alimentaires. — Le principe établi par Graves et soutenu par Trousseau, qu'il faut nourrir les fébricitants, est aujourd'hui universellement reconnu ; mais la fièvre typhoïde présente de nombreuses contre-indications. L'expérience a démontré que les fébricitants sont susceptibles d'assimiler et que leur état est rarement aggravé par la nourriture ; or, s'il est une maladie où le besoin d'assimiler se fasse sentir, c'est bien la fièvre typhoïde, dans laquelle l'asthénie et l'émaciation se manifestent avec tant de rapidité. Il faut donc savoir gré à ceux qui, tout en tenant bien compte des contre-indications, recherchent des moyens nouveaux et pratiques pour nourrir les malades.

Les aliments employés devront : 1° être d'une digestion facile ; 2° ne laisser après eux aucun résidu irritant.

Pour remplir la première condition, on pourra, au moins pendant les huit premiers jours, tenir compte des goûts et des aptitudes digestives du malade. En effet, jusqu'à ce moment, les plaques de Peyer ne sont pas ulcérées; on pourra donc nourrir le plus possible, mais l'alimentation sera très-restreinte, à cause de l'anorexie et de la difficulté qu'il y a de faire prendre au malade autre chose que des liquides. Le lait, les œufs, méritent ici une mention spéciale. En Angleterre, on ne craint pas d'instituer la diète lactée pendant toute la durée de la fièvre typhoïde, et ce traitement aurait donné d'excellents résultats (1). On le donne pur ou coupé avec de l'eau de Seltz : il présente l'avantage de pouvoir servir de véhicule à presque tous les médicaments internes ; il combat la soif; donné glacé, il peut même lutter contre l'hyperthermie interne (2) ; enfin, nous avons vu (3) que ses propriétés diurétiques sont capables de favoriser l'élimination par le rein du poison typhique. A ces titres, le lait occupe une bonne place parmi les toniques alimentaires accordés aux typhoïsants, et nous pensons qu'il doit être placé en première ligne, avant les bouillons, les jus de viande, le thé de bœuf et les autres aliments où l'on a concentré plus ou moins de principes essentiels par décoction, et qui présentent tous l'inconvénient d'être incomplétement élaborés dans le tube digestif, par suite des troubles survenus dans les sécrétions. Il faut éviter de donner tout ce qui pourrait laisser un résidu irritant, et, à ce point de vue, le lait rendra les plus grands services : il sera donné par petites portions, aussi fréquemment que possible, associé ou non aux autres agents de la médication tonique. Son usage sera prolongé dans la convalescence, et cela pendant un temps

(1) Bristswe, *Remarks on treatment of ent. fev.* Brit. med. J. 1880, II, p. 339.
(2) Cantani, *Annali universali di medicina*, 1882.
(3) Page 27.

très-long ; si le malade le tolère bien, on n'oubliera pas ce précepte que, si jamais on n'alimente trop tôt un typhoïsant, jamais non plus on ne lui donne des solides trop tard. Le vin généreux à doses faibles et répétées sera donné dans tous les cas ; comme boisson habituelle, on prescrira la limonade vineuse.

Toniques médicamenteux. — Il faut, autant que possible, opposer à la diminution progressive et constante des forces des agents qu'on puisse faire prendre pendant toute la durée de la maladie et dont l'administration répétée ne diminue pas l'activité.

Le quinquina est l'agent par excellence de la médication tonique ; on ne devra lui substituer les amers proprement dits (rhubarbe, gentiane, etc.) qu'à une période avancée de la convalescence ; en donnant la décoction, et cela de préférence avec du lait, on utilisera en même temps son action tonique et antithermique.

On utilisera les extraits qu'on pourra donner d'une manière continue en potion, mais que l'on aura soin, en outre, d'associer à la quinine. Dans la majorité des cas, on fera bien d'attendre, pour user du quinquina, que l'embarras gastrique et l'irritation intense qui accompagnent toujours le début de la maladie soient complétement dissipés. A la première période, son action irritante pourrait entretenir les désordres des voies digestives supérieures, qu'il faut pallier à tout prix, afin d'alimenter convenablement le malade.

Nous avons dit que le plus souvent la diminution des forces est progressive et ne fait indication qu'au point de vue de sa durée, et nous avons vu que les toniques alimentaires et médicamenteux s'adressent à cette altération. Mais cette diminution peut survenir d'une manière toute différente. Qu'une hémorrhagie intestinale, nasale, utérine ou autre, se produise; pour peu qu'elle soit abondante, les forces radicales et les forces agissantes sont également atteintes ; en ce cas, l'adynamie surviendra brusquement. On perdrait son temps avec les toniques; on aura recours aux stimulants

On donnera à l'intérieur les stimulants diffusibles (alcool, acétate d'ammoniaque, ammoniaque liquide, etc.) ; on pourra même, à l'occasion, recourir à l'électricité et aux injections hypodermiques d'éther, qui constituent un stimulant très-énergique.

Dans des cas très-graves, la transfusion du sang a donné de bons résultats (1).

Mais ces agents, malgré leur énergie, sont souvent impuissants devant la gravité des troubles entraînés par les hémorrhagies abondantes, gravité que Graves en Angleterre, Trousseau en France, ont été les seuls à méconnaître.

L'oppression se présente plus rarement. Dès le début, nous l'avons dit, les forces sont en général diminuées. D'ailleurs, dans les cas très-rares où les forces radicales seraient augmentées au début de la maladie et où la médication spoliatrice pourrait être indiquée, il ne faut pas oublier que l'affection va diminuer le capital disponible.

La perversion des forces est plus fréquente. Dans la période d'invasion et au début de la période d'état, on constate souvent une agitation extrême, accompagnée de délire et de troubles nerveux, qui a pour cause la congestion active dont le système cérébro-spinal est le siége. Malgré cette exaltation, il y a une diminution du capital très-réelle et elle va croissant d'heure en heure; car à la diminution qui atteint les forces radicales dès le commencement de la maladie, vient s'ajouter la dépense exagérée qu'entraînent les manifestations bruyantes dont le médecin est témoin. Aussi, dans ces cas particuliers, deux indications se présentent-elles :

1° Enrayer ces manifestations bruyantes; 2° relever les forces.

Les antispasmodiques remplissent la première indication, et les toniques la seconde. Bien qu'il paraisse y avoir incompatibilité entre ces deux médications, on constate, en réfléchissant, qu'elles se complètent réciproquement. Les antispasmodiques pourraient à la rigueur avoir raison des troubles apparents, mais ils laisseraient le malade dans un état de prostration profonde; si les toniques étaient donnés seuls, tout ce qu'ils apporteraient de forces à l'économie serait immédiatement trans-

(1) Gibert, *Obs. de transf. du sang*. Bull. acad. de méd., 1881, X, p. 419.

formé en mouvements, en surexcitation nerveuse, si ces manifestations elles-mêmes n'étaient pas réfrénées.

Le nombre des antispasmodiques et des toniques est considérable ; nous ne reviendrons pas sur ces derniers. Quant aux antispasmodiques internes, ils pourront être administrés *largâ manu*, en s'informant, autant que possible, des idiosyncrasies antérieures du malade ; il n'est pas de médicaments, en effet, dont l'action soit plus variable avec les individus. L'application du froid au moyen des lotions, affusions, immersions, etc., prime toute médication interne. L'eau froide, excellent antithermique, est aussi un antispasmodique efficace et un tonique puissant. Pour produire ces deux derniers effets, son usage ne doit pas être prolongé, car il faut éviter de plonger le malade dans l'adynamie. Si on traite l'état fébrile par les bains tièdes, on pourra avantageusement, à la fin du bain, donner l'affusion froide, ainsi qu'on le fait à Montpellier. L'immersion est un moyen beaucoup plus énergique que l'affusion, et ne doit lui être substituée que lorsque cette dernière se sera montrée insuffisante. Enfin l'enveloppement dans un drap mouillé, les lotions froides, seront réservés aux cas où l'action demandée sera faible, et à ceux où une contre-indication tirée de l'état du poumon, des hémorrhagies, de la susceptibilité du malade, ferait abandonner les deux premiers moyens. La réaction que l'on recherche sera presque toujours obtenue; si elle se faisait attendre on prescrirait à l'intérieur les stimulants et les sudorifiques légers (vin, grog chaud, infusions, etc.); car il faut se rappeler que, si cette réaction ne se fait pas, la médication sera non-seulement inutile, mais encore préjudiciable.

(1) Voir Pécholier, *op. cit.* Montpellier médical, 1874, juillet.

CHAPITRE IV

Phénomènes nerveux

Tous les phénomènes nerveux qui se présentent au cours de la fièvre typhoïde peuvent se rattacher à trois ordres de causes :

1° Congestion des centres cérébraux ou médullaires;

2° Intoxication, c'est-à-dire action directe de l'agent infectieux sur les cellules nerveuses;

3° Anémie.

Cette distinction des causes permet de grouper ces troubles dans un ordre chronologique, car elles se succèdent sans que l'une empiète beaucoup sur l'autre; elle permet aussi d'établir la base logique du traitement.

A la congestion se rattachent les troubles de la sensibilité, que l'on observe toujours au début de la maladie : céphalalgie, douleurs dorso-lombaires, courbatures, douleurs rhumatoïdes. La paraplégie précoce, des paralysies locales surviennent encore sous cette influence. En général, ces troubles se dissipent rapidement et ne laissent aucune trace; s'ils devenaient très-intenses, on se contenterait d'agir par dérivation ou par révulsion.

A la congestion de la moelle se rattache la paralysie précoce de la vessie; cette paralysie est souvent passagère, mais elle peut aussi durer assez longtemps pour amener une grave rétention d'urine. Il faudra donc surveiller la miction, et, si elle ne se fait pas, pratiquer le cathétérisme.

Le système nerveux central, impressionné par la fièvre et probablement aussi par l'agent infectieux, réagit énergiquement dans une première période dite d'excitation, en manifestant des troubles de la motilité, des troubles de l'intelligence, de l'ataxie et du délire. Dans le seconde période, les centres sont comme sidérés ; il y a abolition plus ou moins complète du mouvement et les troubles de l'intelligence persistent, mais le délire a fait place à la stupeur. Quelquefois, par suite de l'impressionnabilité particulière des centres psychiques, les facultés intellectuelles sont atteintes plus tôt ou d'une manière plus profonde que les centres moteurs, et l'état typhoïde est promptement constitué.

L'éréthisme nerveux est très-heureusement influencé par les bains froids. Ceux-ci produisent une amélioration due en partie à la soustraction de la chaleur, en partie à la diminution de l'état fébrile ; mais le froid a une action toute différente, bien que simultanée. En effet, si le premier résultat est de courte durée, le foyer thermogène répare la perte avec une rapidité parfois surprenante.

La modification imprimée au système nerveux est beaucoup plus durable. La peau est, en effet, un organe dont l'innervation est très-riche, et il n'est sans doute pas indifférent de soumettre ses papilles à l'action du froid. L'impression transmise aux centres nerveux produit une modification de nature inconnue, perturbatrice (1), excitante (2), tonique (3) ou sédative (4), nous ne le savons pas au juste, mais qui se traduit par un amendement de tous les symptômes purement nerveux, amendement qui survit en général à l'hypothermie causée par le bain.

Ce traitement convient aux troubles de la motilité comme aux troubles intellectuels. Pour ces derniers, il faut cependant excepter le cas où le délire est une manifestation de l'alcoolisme chronique. Il n'est pas toujours facile de distinguer le délire qui survient chez les alcooliques fébricitants de celui qui est seulement dû à la fièvre typhoïde. Toutefois le premier est caractérisé par son apparition ordinairement brusque: l'insomnie est complète et l'agitation extrême, les divagations reflètent les troubles sensoriels (hallucinations de la vue et de l'ouïe souvent

(1) Bloch, *l'Eau froide; ses propriétés, son emploi.* — Comptes rend. Ac. de méd., sept. 1883.

(2) Peter, *Ibidem.*

(3) Trousseau et Pidoux, *Thérapeutique.*

(4) Reddon, *Contrib. à l'ét. des troubles cér. dans la doth.* Thèse Paris, 1883. n° 316.

terrifiantes) auxquels le malade est en proie; enfin les membres sont atteints du tremblement alcoolique, qui s'étend souvent aux muscles de la langue et de la gorge, et occasionne une hésitation, des saccades particulières dans l'articulation des mots. Le délire fébrile, au contraire, est en général plus calme et se borne souvent au subdélire nocturne ; il n'est violent que chez les individus pléthoriques, et même dans ces cas il ne revêt pas le caractère d'obsession, de cauchemar, que nous avons noté chez les alcooliques; enfin il est plus régulièrement lié au mouvement fébrile, disparaît avec la rémission du matin et revient le soir.

L'hydrothérapie n'a que fort peu d'action sur le délire alcoolique. Il faut à celui-ci les antispasmodiques et sédatifs internes (éther, musc, etc.); on emploie encore les opiacés, et, pour neutraliser leur action congestive sur les centres nerveux, on les associera à la belladone; on prescrira aussi l'alcool, dont l'organisme est privé et dont on proportionnera les doses aux habitudes antérieures du malade.

La stupeur qui succède à l'agitation et au délire indique les toniques et les stimulants, si elle constitue un danger immédiat. Nous ne reviendrons pas sur ces deux médications, dont nous avons discuté l'opportunité au sujet de l'état des forces; nous rappelons seulement que l'eau froide agit comme un tonique excellent du système nerveux.

Tandis que les troubles nerveux de la période d'état sont toujours accompagnés d'une hypérémie des centres, ceux qui surviennent pendant la convalescence sont dus presque exclusivement à l'anémie cérébrale; aussi présentent-ils une forme toute particulière et des indications opposées aux troubles du début. En général, le délire est calme et survient lorsque le malade réalise les conditions qui favorisent l'anémie cérébrale : la station assise et le sommeil, par exemple. On veillera donc à la disposition du malade, surtout pendant la nuit, et, sans trop abaisser la tête, on interdira l'accumulation des oreillers et les matelas trop déclives. Ce délire, dû à l'anémie, causée elle-même par l'autophagie et l'insuffisance de la nourriture, a été appelé à juste titre *délire analeptique* (Dupré) La médication reconstituante est la seule qui lui convienne, mais on n'aura garde d'oublier l'état du tube digestif; l'alimentation sera progressive, sous peine de s'exposer à un accident ou à une rechute.

Il peut survenir pendant la convalescence des troubles paralytiques de même nature que le *délire analeptique;* ils céderont aux mêmes influences. Quelquefois, mais beaucoup plus rarement, on a observé de la sclérose médullaire; on la combattra par les révulsifs, les eaux minérales et l'électricité.

CHAPITRE V

Troubles de l'appareil de la circulation

Entre l'état d'éréthisme nerveux, très-fréquent au cours de la fièvre typhoïde, et l'état inflammatoire proprement dit, se place une série de troubles portant sur l'appareil de la circulation et indépendants, au moins dans une très-large mesure, des deux états que nous venons de nommer.

L'éréthisme nerveux, en effet, est constitué d'abord par une impressionnabilité extrême du système cérébro-spinal, puis par des troubles intéressant plus particulièrement la motilité : soubresauts des tendons, ataxie, paralysies. L'état inflammatoire qui vient se surajouter à la maladie typhoïde est caractérisé par l'extension à tous les organes du processus histologique de l'inflammation : dilatation des capillaires, diapédèse des globules blancs, transformation de ceux-ci en dehors des vaisseaux.

Les troubles qui nous occupent sont constitués par une lésion de l'appareil circulatoire, ou tout au moins par le fonctionnement anormal du cœur et des vaisseaux.

Cet état est désigné par M. le professeur Combal sous le nom d'*éréthisme cardio-vasculaire*, et, si nous le décrivons dans un chapitre spécial, c'est en premier lieu parce qu'il ne saurait être décrit avec une autre lésion ; en second lieu, parce qu'il nécessite un traitement particulier.

Si la fièvre typhoïde s'accompagne de mouvements fluxionnaires vers tous les organes centraux (mouvements qui provoquent l'ataxie quand ils portent sur la moelle, le délire quand ils portent sur le cerveau), ne peut-on admettre par analogie qu'une congestion analogue des centres vaso-moteurs est la cause des phénomènes observés du côté de l'appareil circulatoire ?

Pour résoudre cette question, il faudrait que des autopsies nombreuses et faites aux diverses époques de la maladie vinssent révéler l'existence d'altérations de ces centres, et en particulier du grand sympathique. Mais, bien que ce travail soit encore à faire, l'hypothèse est permise et nous semble soutenable, car elle explique des faits incompréhensibles.

On voit souvent, comme le rapporte M. Pécholier, le pouls rester calme et rare, tandis que la température se maintient à un degré très-élevé. Dans un fait rapporté par cet auteur, ce n'est que le treizième jour de la maladie que la fréquence du pouls apparaît ; jusque-là il avait oscillé entre 65 et 70 pulsations, bien que tous les soirs la température dépassât 40 degrés.

N'est-il pas possible que, dans ces cas, il y ait d'abord une action directe, excitante, sur les centres modérateurs de la circulation, puis ensuite une parésie de ces centres et une suractivité du système circulatoire ? Ce n'est encore là qu'une hypothèse; mais il est probable que les troubles de la circulation sont, au moins en grande partie, dus à un processus de ce genre.

A quels signes se reconnaît l'éréthisme cardio-vasculaire ?

Les battements du cœur sont très-fréquents, énergiques, habituellement égaux et réguliers, lorsque cet état n'est pas très-accentué ; mais, à une période un peu avancée de la maladie, on trouve à l'auscultation un dédoublement du second temps qui témoigne d'une irrégularité dans les contractions des deux ventricules; à un degré plus avancé encore, on rencontrera de loin en loin des inégalités dans les battements du cœur. Le pouls reflète les caractères des contractions cardiaques. A ces troubles s'ajoutent les congestions du foie et des reins, de la rate, du poumon, des centres nerveux.

Par la congestion qui s'exerce plus activement dans ces conditions, les centres mêmes d'où dépendent les désordres constatés sont directement influencés et réagissent en augmentant l'éréthisme cardio vasculaires : c'est une espèce de cercle vicieux dans lequel tournent les appareils vaso-moteurs et circulatoires en s'excitant l'un l'autre ; de sorte qu'il n'y a rien de surprenant à ce que la scène se termine par la paralysie du myocarde.

En considérant la nature des troubles observés et la manière dont ils réagissent les uns sur les autres, on en vient à poser ces deux indications thérapeutiques :

1° Tonifier et calmer le système nerveux vaso-moteur ;

2° Calmer la circulation elle-même, dont la violence surexcite les centres.

Les mêmes toniques et sédatifs qui s'adressent au système nerveux général seront prescrits pour remédier à l'ataxie vaso-motrice.

L'hydrothérapie fera merveille dans ces cas; les bains tièdes seront surtout utiles ; l'impression produite sur la peau provoque un resserrement des petits vaisseaux, qui est un des premiers effets désirés; on pourra les prolonger un peu plus que lorsqu'on recherche l'effet antithermique simple habituellement obtenu au bout d'un quart d'heure.

Si quelque complication grave empêchait de les administrer, on aurait recours aux lotions fraîches avec l'eau vinaigrée ; mais leur action est plus fugace; il faut les répéter souvent, et elles exposent le malade à des dangers plus graves que le bain tiède, dont l'action énergique n'a pas besoin ordinairement d'être renouvelée plus d'une ou deux fois par jour.

Pour calmer la circulation et pour entretenir le premier effet sédatif obtenu par le bain, on aura recours à la digitale. Mais ce médicament est parfois dangereux et n'a une efficacité que lorsqu'il existe des irrégularités du cœur. On préférera l'infusion de feuilles sèches, en commençant par de très-faibles doses et en se rappelant que l'action de la digitale s'accumule avec rapidité. Si l'éréthisme cardiaque n'a pas été traité à temps, on peut voir survenir une myocardite, qui est presque toujours fatale et bien souvent méconnue. On doit se rappeler qu'elle s'installe insidieusement, et que l'inflammation gagne l'endocarde et produit un rétrécissement valvulaire, le plus souvent accompagné d'insuffisance. Lorsqu'il y a dilatation des parois du cœur, on constate encore des signes d'insuffisance, mais sans rétrécissement ; le pronostic sera moins grave, mais toujours assombri, et l'indication thérapeutique consistera à prescrire les toniques et les excitants du cœur, en particulier le café ou son alcaloïde.

La saignée peut être employée contre l'éréthisme cardio-vasculaire, lorsque à cet état vient s'ajouter une lésion cardiaque de nature inflammatoire. Nous en rapportons dans notre Obs. Ire un fait intéressant. La malade présentait un souffle systolique à la pointe ; la dyspnée était intense. Au douzième jour de la maladie, on fit une saignée de 100 gr. dans le but de produire une révulsion et de diminuer la dyspnée. Cette intervention ne put empêcher une fatale issue, mais l'autopsie justifia l'intervention.

CHAPITRE VI

Troubles de l'appareil digestif. — État de la bouche

La cavité buccale est toujours, chez les typhoïsants, le siège d'altérations variables, qui doivent appeler l'attention du médecin ; celui-ci, en effet, tout en surveillant les symptômes les plus graves, ne doit pas négliger les indications latérales moins importantes; en les remplissant avec exactitude, on procure un soulagement sensible.

On rencontre souvent au début, dans les cas où les troubles gastriques sont accentués, un enduit blanchâtre extrêmement épais recouvrant la langue : il convient de le faire disparaître ; le raclage avec une lame de baleine, associé aux lavages avec une eau acidulée, est un bon moyen.

Plus tard, lorsque la langue devient cornée, la sécheresse extrême des muqueuses constitue pour le malade une véritable torture ; cette sécheresse est souvent entretenue par l'air inspiré et expiré uniquement par la bouche, les cavités nasales étant obstruées. Si cette obstruction tient à l'accumulation de mucus ou de fuliginosités, on s'efforcera de les extraire, sans oublier qu'il faut user des plus grandes précautions, afin de ne pas provoquer par cette petite opération une épistaxis. Mais, si l'obstruction a été voulue, si les fosses nasales ont été tamponnées, toute l'intervention devra se borner à maintenir la cavité buccale dans une humidité constante ; à cet effet, un excellent moyen consiste à faire sucer au malade de petits morceaux de glace aussi souvent qu'il sera nécessaire ; par ce moyen, on diminuera à la fois et l'ardeur et la sécherésse de la bouche. Plus tard encore, dans les cas où l'adynamie est prononcée, les gencives, les lèvres, toute la bouche jusqu'à l'arrière-gorge, se recouvrent de fuliginosités, de plaques revêtant un aspect diphthéritique, et au-dessous desquelles on trouve les tissus ulcérés. Ces néoformations doivent attirer l'attention du médecin, car, lorsqu'elles apparaissent, la gangrène est imminente et va entraîner des lésions souvent irréparables. On fera des lavages fréquemment répétés avec des solutions acidulées ou astringentes ; on prescrira de préférence le borate de soude, qui joint à ses propriétés astringentes des propriétés désinfectantes des plus efficaces. Un bon moyen consiste à nettoyer la bouche avec des tranches de citron. Lorsque les tissus seront profondément atteints, on stimulera leur vitalité par des cautérisations superficielles.

Nous avons eu l'occasion d'observer un cas où une ulcération siégeant à la voûte du palais, et dont la nature semblait être syphilitique, fit instituer un traitement spécifique en plein cours de fièvre typhoïde. Ce malade, couché en juillet 1883 au n° 4 de la salle St-Jean de l'hôpital St-Eloi (service de M. le professeur Combal), présentait une forme de fièvre typhoïde bâtarde, où l'élévation thermique était loin d'être en raison des symptômes nerveux (stupeur, photophobie, soubresauts des tendons) très-marqués. La marche anormale de la maladie avait déjà fait soupçonner l'existence de lésions spécifiques siégeant dans l'encéphale ou à son voisinage; l'apparition d'une ulcération de mauvais aspect sur la voûte palatine vint affermir ce diagnostic, lequel fut confirmé par la réussite du traitement antisyphilitique.

Une recommandation générale trouve sa place à propos des soins à donner à la bouche dans le cours de la fièvre typhoïde. Elle a trait à la manière de formuler; trop souvent on oublie que les substances actives n'ont pas besoin d'être enrobées dans des potions gommeuses ou sirupeuses, dont un des inconvénients majeurs est d'empâter la bouche du malade et de laisser après elles une saveur très-désagréable. Le lait présente un inconvénient analogue, car il s'aigrit rapidement dans la cavité buccale mal insalivée; aussi faudra-t-il faire suivre son administration d'un breuvage simple, tel que l'eau de Seltz.

En résumé, les soins à donner à la bouche peuvent se réduire aux propositions suivantes : écarter les détritus qui s'y accumulent, maintenir les surfaces humectées, tonifier les tissus.

CATARRHE GASTRIQUE DU DÉBUT OU INTERCURRENT. — ÉPIGASTRALGIE. INTOLÉRANCE DE L'ESTOMAC

Il est de règle de voir débuter la fièvre typhoïde par des troubles très-marqués du côté des voies digestives ; ces troubles sont en tout semblables à ceux que l'on rencontre dans l'embarras gastrique fébrile, si bien qu'ils peuvent tout d'abord faire hésiter pour le diagnostic ; ils réclament un traitement analogue, qui consistera à évacuer le contenu de l'estomac et à modifier la muqueuse. Cette double indication est remplie par la poudre d'ipécacuanha, dont l'emploi est presque de rigueur, tant à cause de son effet local que de l'amélioration qui résultera de l'action réflexe qu'il exerce sur les organes internes en les décongestionnant au profit de la peau.

Il est rare que l'embarras gastrique ne cède pas à cette médication ; cependant, si les symptômes persistaient, s'ils entraînaient une répulsion pour toute espèce d'alimentation, on essayerait de stimuler légèrement les fonctions de l'estomac par l'emploi des amers, en infusion ou en poudre. Il ne faut pas oublier que ces troubles des voies digestives supérieures ont besoin d'être traités de bonne heure et avec une certaine énergie. Leur présence, en effet, empêche de nourrir le malade à un moment où l'état fébrile est encore peu prononcé ; tandis que l'intégrité relative du tube intestinal permet une certaine alimentation destinée à fournir des ressources au typhoïsant dans la longue lutte qu'il va soutenir.

Au cours de la maladie, les symptômes d'embarras gastrique peuvent se présenter de nouveau ; ils ne sont pas rares au début de la convalescence. A ce moment, les évacuants des voies supérieures sont contre-indiqués par la secousse qu'ils impriment à tout l'organisme et de l'effort qu'entraîne le vomissement.

La modification du régime constituera tout le traitement ; on aura soin de n'exiger qu'un travail modéré de l'estomac.

L'épigastralgie simple n'est pas rare ; mais elle est rarement assez intense pour nécessiter l'intervention. On emploierait au besoin les dérivatifs (ventouses sèches) et les calmants (injections de morphine).

L'intolérance de l'estomac est quelquefois absolue, et souvent il ne faut pas chercher d'autre cause au dégoût du malade pour toute espèce d'aliments. Dans une affection où la dénutrition joue un si grand rôle, tout ce qui contribue à aggraver les troubles des voies digestives doit être tenu pour fâcheux et traité soigneusement.

L'intolérance reconnaît pour cause une trop grande irritabilité de l'estomac. On devra donc : 1° ménager la susceptibilité de cet organe, en lui imposant peu de travail à la fois, et pour cela donner des aliments à petite dose, peu et souvent ; 2° diminuer son impressionnabilité par les préparations opiacées. On les donne à très-faible dose et sous un petit volume, entre deux prises d'aliments. Deux gouttes de laudanum sur un morceau de sucre remplissent parfaitement l'indication. Les potions de Rivière, de De Haen, etc., rendront aussi les plus grands services.

CONSTIPATION DU DÉBUT. — DIARRHÉE. — MÉTÉORISME. — Nous

avons déjà vu, à propos de l'indication causale, quels inconvénients il y avait à laisser les fermentations putrides s'opérer au sein d'une masse stercorale plus ou moins considérable. Nous avons fait remarquer à ce sujet qu'il était indiqué de débarrasser par les évacuants les parties du tube digestif où devait se produire plus tard un travail ulcératif. Ces idées sont généralement adoptées en France, et il est de règle d'administrer, au début de la fièvre typhoïde, des laxatifs légers, huileux ou salins. Lorsqu'il n'y a plus de constipation, mais seulement une diarrhée peu intense, beaucoup de praticiens conseillent de favoriser cette diarrhée par les évacuants à faible dose. A l'hôtel-Dieu de Marseille, nous avons vu, au contraire, M. Laget donner tout le temps à ses malades du sous-nitrate de bismuth pour arrêter ou au moins diminuer la diarrhée; la maladie n'était modifiée ni plus ni moins que par les purgatifs. En Angleterre, les purgatifs sont proscrits de la médication de la fièvre typhoïde (1). On redoute leur action irritante sur la muqueuse intestinale, et on ajoute : qu'établir un rapport entre la fréquence des selles et l'expulsion de l'agent infectieux, c'est admettre *à priori* que les ulcérations intestinales sont une voie d'élimination.

Mais, outre que cette proposition peut être vraie, nous avons vu que ce n'est pas sur cette seule considération qu'on s'appuie pour administrer les évacuants.

On peut voir survenir vers la fin de la maladie, mais plus souvent encore dans la convalescence, une constipation assez opiniâtre, qui s'accompagne de ballonnement ; elle reconnaît pour cause la paralysie des muscles de l'intestin et cède facilement aux stimulants des muscles lisses : noix vomique, séné, etc.

La diarrhée de la fièvre typhoïde est la conséquence : 1° de la non-digestion des aliments; 2° de l'hypersécrétion intestinale. Ces deux troubles reconnaissent pour cause la présence d'ulcérations sur la muqueuse. Le catarrhe intestinal se rattache donc à la nature même de la maladie ; il est spécifique. Trousseau disait avec raison : « On peut es-

(1) Bristowe, *Remarks on treatment of enteric fever*. Brit. med. J., 1880, t. II, p. 840.

sayer de le modérer, mais on chercherait en vain à le faire taire complétement. »

Si on ne doit pas tenter de supprimer la diarrhée, s'il est même souvent difficile de la modérer, on peut toutefois avoir sur elle une action d'un autre ordre: on peut modifier sa nature.

En tenant compte des causes de la diarrhée que nous venons d'énumérer, son traitement comprendra trois indications :

1° Donner à l'intestin le moins de travail possible ;
2° Diminuer l'hypersécrétion intestinale ;
3° Combattre la putridité du contenu de l'intestin.

La première indication sera remplie en diminuant l'alimentation, mais en se rappelant que, depuis Graves, il est de règle de *nourrir les fièvres*. On s'inspirera, pour le choix des aliments, des goûts antérieurs du malade, et on choisira ceux dont l'élaboration se passe en majeure partie dans les régions supérieures du tube digestif, c'est-à-dire les azotés, le jus de viande, etc. La poudre de viande mérite une mention spéciale ; ce dernier aliment, très-nourrissant sous un petit volume, s'associe heureusement au rhum et au lait.

Dans le but de diminuer l'hypersécrétion intestinale, on écartera d'abord l'idée d'opérer une dérivation par l'emploi des purgatifs salins. Ceux-ci, en effet, ne sauraient souvent modifier la muqueuse assez heureusement pour que les ulcérations en retirent quelque profit ; de plus, tous les purgatifs ont une action de concentration excessivement dangereuse, étant donné l'état actuel de l'intestin. On aura donc recours aux astringents et aux poudres inertes, qu'on ne craindra pas d'administrer libéralement d'une manière continue, car les premières doses sont souvent balayées par le flux intestinal ; une faible portion seulement agit, et ce n'est qu'à la longue que leur action devient sensible.

La putridité des selles marche en général de pair avec la diarrhée ; ce signe est surtout prononcé pour les matières les plus voisines de l'extrémité inférieure du tube digestif ; aussi est-ce surtout par les lavements que l'on devra agir sur elles.

Des lavements répétés avec une infusion aromatique ou astringente, auxquels on ajoutera quelques gouttes de créosote et d'acide phénique, suffisent la plupart du temps à modifier la nature des selles.

Le météorisme s'observe surtout à une période avancée de la maladie. Il reconnaît pour cause la paralysie des muscles lisses de l'intestin, qui se laisse alors distendre passivement par les gaz que dégagent les matières en putréfaction ; il peut atteindre des proportions énormes, au point d'ajouter à tant d'actes morbides une gêne considérable de la respiration. L'action thérapeutique peut être dirigée, soit sur l'intestin lui-même pour réveiller sa contractilité, soit sur les gaz pour favoriser leur absorption ou leur élimination. Les stimulants internes des mouvements péristaltiques sont peu recommandés, à cause de leur défaut d'action dans ces circonstances. L'électricité a été employée ; son application n'est pas exempte de dangers, car les contractions souvent trop énergiques qu'elle provoque peuvent être la cause d'hémorrhagies ou de perforations. On se bornera ordinairement à exercer une action légèrement tonique sur l'intestin et les parois abdominales, en faisant des fomentations fréquentes avec des huiles aromatiques ou balsamiques. On a essayé d'agir directement sur les gaz ; les absorbants n'ayant qu'un effet très-limité, on a cherché à soustraire directement les gaz, soit par ponction capillaire, soit avec des sondes molles et longues introduites par l'anus. Ces deux procédés, que nous avouons ne jamais avoir vus réussir, présentent le danger de pouvoir provoquer ou même produire une perforation de l'intestin avec épanchement intropéritonéal. Le médecin ne devra jamais oublier le précepte *Primùm non lædere*, et ne devra user de ces moyens qu'à toute extrémité ; s'il les emploie, l'évacuation des gaz devra se faire lentement et pouvoir être interrompue à volonté. En effet, la déplétion de la cavité abdominale, si elle était trop rapide, déterminerait un afflux sanguin vers le tronc et, par suite de l'anémie cérébrale consécutive, entraînerait une syncope qui pourrait être mortelle.

HÉMORRHAGIE — PERFORATION — PÉRITONITE CONSÉCUTIVE AUX PERFORATIONS.

L'hémorragie intestinale est un accident assez fréquent dans la fièvre typhoïde ; elle peut être méconnue si elle n'est pas recherchée par l'autopsie. C'est ce qui explique les divergences des auteurs qui ont voulu établir, chiffres en main, sa fréquence proportionnelle; leurs appréciations varient entre deux, trois et dix pour cent, et certaines épidémies présenteraient une proportion beaucoup plus forte. Quoi qu'il en soit, on se souviendra que c'est surtout dans le troisième septénaire que ce danger se présente, et on redoublera de soins à ce moment, de façon à diminuer le travail intestinal, à écarter de l'intestin toute irritation et toute secousse, à éviter tout ce qui pourrait le congestionner ; car, malgré l'opinion de Graves et de Trousseau, on doit considérer l'hémorrhagie intestinale comme un accident sérieux, d'autant plus à redouter qu'il est rebelle à l'intervention thérapeutique. On peut dire que sa gravité tient aussi à ce qu'elle est autant l'expression d'un état adynamique profond que le résultat d'un travail nécrobiotique. A cet état adynamique se rattache une modification profonde du sang : il est beaucoup plus fluide, l'hémoglobine n'est plus unie intimement au globule, ainsi que cela a lieu chez l'homme sain; elle se trouve en grande partie dissoute dans le sérum ; cette dyscrasie du sang rend beaucoup plus facile sa transsudation à travers les parois altérées des vaisseaux, si bien que, pour plusieurs, l'hémorrhagie peut survenir sans rupture de ces parois. Il résulte de ces considérations que le meilleur moyen de prévenir ces hémorrhagies consiste à remplir les indications du traitement tonique dès le début de la maladie, ainsi que nous l'avons exposé au chapitre de l'*État des forces*.

Lorsque, malgré ces soins, une hémorrhagie a lieu, il survient un collapsus brusque. On cherchera à relever les forces par les stimulants les plus énergiques; on s'efforcera d'éviter tout mouvement congestif vers les organes abdominaux, et en même temps on donnera les astringents et les styptiques à forte dose par la bouche et par le rectum : l'eau glacée *intùs et extrà*, l'eau de Rabel, le perchlorure de fer, le ratanhia, seront les principaux agents de cette médication, trop souvent impuissante.

Dès que les forces seront un peu relevées par le coup de fouet des stimulants, on reviendra à la médication tonique, dans le but de modifier la crase sanguine.

La perforation est plus rare que l'hémorrhagie intestinale ; elle présente aussi plus de gravité. Tandis que l'hémorrhagie reconnaît une cause générale, la dyscrasie sanguine, les accidents locaux, doivent être seuls incriminés dans la perforation ; la marche progressive de l'ulcération en est la cause première ; un mouvement, un effort, parfois la seule contraction d'une anse, déterminent la rupture de membranes nécrosées et le passage du contenu de l'intestin dans le péritoine. La perforation est un accident d'une période avancée ; elle n'aurait pas été observée avant le troisième septénaire (Jaccoud) ; elle n'est pas moins à craindre pendant la convalescence ; elle est à redouter dans les formes légères autant que dans les formes les plus graves, et il n'existe aucun rapport entre le nombre des ulcérations intestinales et les chances de perforation.

En combattant le météorisme, on remplira une indication capitale, qui est de diminuer les tiraillements de la muqueuse ulcérée. Lorsqu'on sera dans la période où la perforation survient le plus souvent, les soins les plus minutieux seront affectés au transport du malade d'un lit à l'autre ; le moindre mouvement sera interdit et l'alimentation sera surveillée.

Au moment où la perforation se produit, le malade tombe dans un collapsus profond, qui est bientôt suivi des signes de la péritonite généralisée. Il est extrêmement rare que l'un ou l'autre de ces accidents ne soit pas fatal ; le plus souvent c'est la péritonite qui emporte le malade. On a vu des cas suivis de guérison.

Contre le collapsus, les stimulants les plus énergiques seront mis en usage, et, en vue de la péritonite inévitable, on cherchera à immobiliser l'intestin. Dans ce but, on donnera l'opium à haute dose, jusqu'à production d'un narcotisme complet ; on évitera les frottements et la pression des couvertures, en soulevant celles-ci au moyen de cerceaux ; enfin on exercera une action antiphlogistique locale par les onctions mercurielles. S'il survient un abcès qui permette de localiser la péritonite autour d'un épanchement enkysté, on se hâtera d'ouvrir une voie extérieure aux matières ; c'est en général par ce moyen que la guérison a été observée, dans les rares circonstances où l'on a pu l'obtenir.

CHAPITRE VII

Complications et Accidents

Les complications de la fièvre typhoïde sont fournies par des états morbides généralisés ou par des lésions d'organe (Castan). Le nom d'accident serait mieux appliqué aux troubles que leur peu de fixité; leur début insidieux, quelquefois leur brusquerie, ne permettent pas de prévoir et empêchent souvent de pallier. A ce titre, par exemple, les affections pulmonaires, l'état rémittent, seraient des complications; tandis que la mort subite, les hémorrhagies, seraient des accidents.

COMPLICATIONS FOURNIES PAR DES ÉTATS MORBIDES GÉNÉRAUX. — Les états morbides généraux qui peuvent constituer une complication sont : l'état inflammatoire, l'état bilieux, l'état catarrhal, l'état rémittent.

La fièvre de la dothiénentérie revêt, dans quelques cas, un caractère inflammatoire très-net, surtout au début. Assurément cet élément peut faire défaut; mais, dans certaines épidémies et suivant les constitutions médicales régnantes, il pourra se développer avec une fréquence et une régularité remarquables, et son traitement pourra entraîner des indications particulières.

Cette complication ne se présente guère que chez les individus jeunes, pléthoriques, robustes; elle est fréquente chez ceux qui sont sujets à des hémorrhagies périodiques et nécessaires à la santé.

Une température froide et sèche est favorable à son développement. Les symptômes de la fièvre inflammatoire sont faciles à reconnaître; lorsque celle-ci survient à titre de complication, la majeure partie des symptômes est effacée par la maladie dominante; mais il reste des caractères essentiels à la complication: le facies est vultueux, les yeux sont brûlants, la surexcitabilité grande; le pouls est fréquent, fort et développé; les urines sont rouges; les autres symptômes ressemblent à ceux de tous les états fébriles.

Il est évident que l'état inflammatoire indique la médication antiphlogistique. Largement employée par Broussais et ses élèves, il y a un demi-siècle, elle est aujourd'hui tombée dans un discrédit peut-être trop absolu; assurément, si Broussais saignait avec tant de facilité au début de toutes les fièvres, cela ne tenait pas uniquement à sa doctrine, mais aussi à ce que l'époque où il exerçait présentait une richesse exceptionnelle d'états inflammatoires. Ce serait folie aujourd'hui de vouloir fairere vivre sa méthode ; mais nous croyons que la médication antiphlogistique, la saignée générale en particulier, peut donner de bons résultats, même dans la fièvre typhoïde. Il faut en premier lieu que l'état inflammatoire soit clairement imputable aux causes et nettement accusé par les symptômes que nous avons indiqués; il faut en outre que l'affection typhique soit sans tendance à l'adynamie.

Si ces deux conditions sont réalisées, les antiphlogistiques généraux sont indiqués, et la saignée du bras, proportionnée à la force du malade et à la gravité des symptômes, est un remède trop souvent abandonné.

Un état bilieux important caractérise souvent les débuts de la fièvre typhoïde, quelquefois même il apparaît à la période de déclin.

Ici encore il faut, avant tout, bien élucider le diagnostic, en se rappelant quelles sont les conditions qui favorisent le développement de cette complication. Elle se présente chez les adultes à tempérament bilieux, qui se nourrissent surtout de viande ; la vie sédentaire, les passions tristes, peuvent aussi favoriser son apparition, surtout pendant les saisons chaudes; elle se traduit par tous les signes de surcharge et d'engorgement du système gastro-hépatique, par l'ictère, par l'abondance de la matière colorante biliaire dans l'urine, et quelquefois par des hémorrhagies précoces et multiples. Lorsque cet état est bien dessiné, il indique la médication évacuante, qui peut alors procurer une amélioration notable; tandis que, dans le traitement général de la fièvre typhoïde simple, ses effets sont nuls ou fâcheux. On commencera par les évacuants des voies supérieures par l'ipéca, qui ajoute à son action locale un mouvement d'expansion toujours utile, et on insistera sur son emploi aussi longtemps que la langue ne sera pas améliorée; dès que cet effet sera obtenu, on agira sur le foie par le calomel à doses fractionnées, de manière à produire une abondante évacuation de la bile et à désobstruer les voies biliaires. Par cette médication, la langue sera détergée et l'amertume buccale disparaîtra en même temps que la constipation, ou bien les selles fétides feront place à des selles diarrhéiques verdâtres et presque inodores ; l'état général s'amendera à l'unisson. Simultanément, on pourra voir s'améliorer les troubles des divers organes, qui ne paraissent pas à première vue se rattacher directement à l'état bilieux, mais qui au fond ne sont que des localisations particulières dues à cette affection ; ainsi certaines formes de pneumonie, des manifestations érysipélateuses spéciales, même une diminution des forces simulant la prostration complète, pourront disparaître sous l'influence du traitement de la fièvre bilieuse.

Un état catarrhal des voies digestives plus ou moins accentué se présente au début de toute fièvre typhoïde; aussi nous ne l'aurions pas considéré comme une complication, s'il n'entraînait toujours un traitement spécial.

Ce traitement, institué de bonne heure, se réduira le plus souvent à l'ipéca, soit en poudre pour amener l'état nauséeux et le vomissement, soit en infusion pour favoriser le mouvement d'expansion.

Mais à côté de cet état catarrhal passager peut se présenter une habitude créée par une affection antérieure. Cette affection catarrhale aime les localisations. Cette localisation, si elle n'est pas traitée, s'enracine, et chacun sait combien il est difficile de guérir un vieux catarrhe bronchique. C'est l'habitude catarrhale due à des états anciens qui constitue de véritables complications de la fièvre typhoïde, entraînant des indications et des contre-indications spéciales.

Le catarrhe peut être localisé sur le tube digestif ou sur les bronches. S'il porte son action sur le tube digestif, après avoir parfait le traitement indiqué plus haut, on se souviendra, pendant tout le cours de la maladie, que le tube digestif était préalablement malade, irrité et susceptible ; qu'il faut, par conséquent, restreindre son travail autant que possible, et éviter dans la médication l'usage prolongé des agents qui ont une action irritante locale; à ce titre, la décoction de quinquina, si utile pour soutenir les forces, présente de grands inconvénients, car son usage rend souvent impossible toute action sur la diarrhée. On donnera les émollients au lieu de cette boisson tonique, et on continuera le quinquina sous forme de vin ou d'extrait.

Le catarrhe chronique des bronches est moins grave. Au début, cet état sera une raison militante en faveur des vomitifs et expectorants ; pendant le cours de la maladie, la substitution qui s'opère sur le tube digestif est assez forte pour que les symptômes habituellement les plus apparents soient presque complétement masqués. On se souviendra cependant des antécédents du malade lorsque l'indication d'un bain se présentera, et on devra consulter la poitrine avant de le soumettre à l'hydrothérapie. La toux sera calmée par les sédatifs ordinaires; enfin, vers le déclin de la maladie et pendant la convalescence, on continuera à observer attentivement l'état des bronches.

Il est rare que le typhoïsant retrouve son affection catarrhale au point où elle était au début de la maladie. Trois changements peuvent survenir: 1° la maladie des bronches disparaît, emportée par l'affection dominante, et il n'y a plus à prescrire, à ce point de vue, que des soins prophylactiques; 2° elle reprend sa marche chronique sous forme de catarrhe sec, auquel cas on prescrira les iodiques pour faire sécréter la muqueuse bronchique, et les expectorants pour éliminer les produits de cette sécrétion ; 3° elle se transforme en bronchorrhée : ici les balsamiques feront la base du traitement.

L'état rémittent vient souvent se surajouter à la fièvre typhoïde, surtout dans nos pays. En effet, grâce à l'efficacité du traitement de l'impaludisme, grâce aussi à l'assainissement des pays jadis par lui infectés, on peut dire de cette affection qu'elle se manifeste surtout à l'occasion d'états morbides généraux.

On s'informera donc avec exactitude des antécédents du malade, et, lorsqu'on aura affaire à un ancien palustre, on surveillera la marche de la fièvre avec une attention toute spéciale. En effet, le plus souvent les complications paludéennes se manifestent par l'heure, l'intensité et la forme des redoublements; mais, dans d'autres cas, elles peuvent avoir pour expression les symptômes les plus variés et les plus bizarres. Ce seront des douleurs névralgiques fixes ou erratiques, s'exagérant à une heure quelconque de la journée, une toux spasmodique que les signes physiques ne suffisent pas à expliquer, un hoquet persistant et pénible; ce seront encore des hémorrhagies se produisant aux mêmes heures, des frissons violents, des horripilations passagères, des éruptions d'urticaire, des borborygmes nombreux et survenant tout d'un coup, etc.

Enfin, toutes les fois qu'un phénomène inexpliqué, irrégulier, se présente, on doit soupçonner un impaludisme larvé.

M. Pécholier, dans une note communiquée à l'Académie de médecine (1), admet que l'impaludisme peut se présenter sous deux formes : chez un premier groupe de malades, lorsque la fièvre typhoïde est nettement caractérisée, l'impaludisme existe à titre de complication; chez d'autres, il constitue le fond même de la maladie, et la forme seule est typhique.

Pour distinguer ce nouvel état morbide de ceux qui ont avec lui tant de ressemblance, M. Pécholier propose de le nommer fièvre pernicieuse; dans les deux cas, le traitement spécifique fera merveille. Il ne faudra pas craindre de répéter l'usage de la quinine pendant deux ou trois jours, car ces manifestations sont habituellement rendues plus rebelles par le fait de l'affection typhoïde qui évolue à côté d'elles.

COMPLICATIONS DUES A DES LÉSIONS D'APPAREILS OU D'ORGANES.

Lorsqu'un état local entraînant des lésions ou des troubles qui ne sont pas de règle absolue dans la fièvre typhoïde vient se présenter au cours de cette maladie, cet état constitue une complication.

La pathogénie de ces complications est encore très-obscure, et cette obscurité ajoute à la difficulté du traitement. Deux opinions sont en présence : pour les uns (2), les lésions d'appareils sont dues à une pré-

(1) *Comptes rendus*, 1863, tome I, p. 165.

(2) Cartex. *Accidents pulmonaires de la fièv. typh.* Thèse Paris. — Béhier, *de la Forme thoracique et de son traitement.* Arch. gén. de méd., 1857.

disposition variable avec les individus; pour les autres (1), ces troubles reconnaîtraient pour cause unique la localisation de l'agent infectieux en un point quelconque de l'organisme.

Klebs affirme avoir trouvé le bacille de la fièvre typhoïde sur le larynx ulcéré, dans le poumon, dans la pie-mère, dans le rein, chez des sujets qui avaient présenté des lésions de ces divers organes; mais nous avons en vain cherché dans ses observations les résultats de recherches faites dans toute autre région, et il n'y aurait rien de surprenant à ce que, au moment de la mort, l'organisme tout entier fût rempli des mêmes microbes.

D'ailleurs, d'autres expérimenteurs ont obtenu en Allemagne des résultats absolument négatifs (2), et en France Cornil considère les altérations d'appareils comme la conséquence « d'une intoxication générale, d'une modification inflammatoire de la membrane interne des vaisseaux, propre à laisser passer les cellules lymphatiques. »

On nous approuvera donc de suspendre notre jugement sur la nature des complications.

Toutefois, il est un fait sur lequel nous avons entendu M. le professeur Combal insister dans ses savantes cliniques : « En temps d'épidémie, dit-il, toutes les prédispositions individuelles se taisent, et la maladie a une marche régulière, un cachet déterminé.» Cette remarque est applicable au cas que nous rapportons dans notre Observation III.

La pneumonie est une complication fréquente de la fièvre typhoïde. « Son invasion est souvent insidieuse ; la douleur manque en effet presque toujours; les pneumonies typhoïdes n'apparaissent presque qu'à la deuxième période, alors que déjà la sensibilité générale est considérablement affaiblie ; les crachats rouillés font aussi souvent défaut ; la toux les fait bien remonter jusque dans la bouche, mais le malade, au lieu de les cracher, les avale ; l'attention ne peut donc être éveillée que par la plus grande fréquence de la respiration (3). »

(1) Klebs, Eberth, *Op. cit.*

(2) Fischl, *Beitrage sur path. Anat. des abdominal Typhus*. Prague, 1880.

(3) Castan, *Traité des fièvres*, page 148.

Il est donc du devoir du médecin de percuter et d'ausculter tous les jours la poitrine des malades atteints de fièvre typhoïde.

La bronchite est aussi une complication fréquente et constitue un état dangereux, lorsque l'inflammation se propage aux petites bronches.

Il faut, dans ces deux cas:

1° Détourner le mouvement fluxionnaire du poumon;

2° Favoriser l'élimination des exsudats.

Pour remplir la première indication, on suspendra l'emploi de l'hydrothérapie, au moins jusqu'à ce que les symptômes les plus graves se soient amendés, et on ne reviendra aux bains, affusions ou lotions, qu'avec la plus grande prudence et la plus sage mesure (Obs. V, Fièvre typhoïde chez un tuberculeux, et Obs. VI, Substitution de la quinine aux bains).

Un excellent moyen de détourner la fluxion consiste à appliquer des ventouses sèches, soit aux membres inférieurs, soit tout autour du thorax. Béhier recommandait la première de ces pratiques; Jaccoud soumet tous ses malades à la seconde, aussitôt qu'ils sont entrés à l'hôpital. Nous croyons qu'il vaut mieux attendre que le danger existe pour le combattre; car, nous l'avons dit, nous ne connaissons pas la cause des complications pulmonaires. Pour le choix du lieu d'application des agents révulsifs, on se règlera sur la tendance à l'anémie cérébrale, plus ou moins marquée suivant les individus, et que favorise beaucoup une révulsion énergique sur les membres inférieurs. Il faut, du reste, se rappeler que ce traitement n'est efficace que si les ventouses sont très-nombreuses et appliquées au moins deux fois par jour pendant un temps suffisamment long. La dérivation produite par les vésicatoires pourrait être de la plus grande utilité; malheureusement ces agents sont souvent contre-indiqués par l'état général, qui présente une tendance à la gangrène des plaies; et, s'il n'y a pas sphacèle à proprement parler, il n'est pas rare de voir le derme dénudé s'ulcérer et donner lieu à une suppuration prolongée qui augmente l'épuisement. Les expectorants seront employés pour remplir la seconde indication, c'est-à-dire pour favoriser l'élimination des exsudats, et entre tous on choisira l'ipéca, dont l'infusion a une action si heureuse sur le poumon et en même temps sur la peau.

La pleurésie ne donne lieu à aucune indication ou contre-indication particulière, pas plus que les autres affections rares du poumon, telles que pneumo-thorax, gangrène, apoplexie, etc. On leur opposera le traitement dont elles sont habituellement justiciables, sous la réserve toutefois de ne jamais se départir des précautions imposées par l'état des forces.

L'inflammation des méninges est une complication assez rare; elle est caractérisée surtout par la recrudescence et l'intensité du délire, le strabisme, les soubresauts des tendons, la carphologie; les indications seront analogues à celles de tous les troubles inflammatoires ; seules, les émissions sanguines resteront absolument contre-indiquées dans l'immense majorité des cas. L'agent dont l'emploi est le plus efficace est le froid, appliqué au moyen d'une vessie remplie de glace sur la tête, préalablement rasée.

Les lésions rénales doivent être recherchées avec soin. Elles entraîneront une modification du régime au moment de la convalescence et le prolongement ou l'institution de la diète lactée; elles constituent une contre-indication aux bains froids.

La péritonite par propagation a été rencontrée un certain nombre de fois ; beaucoup moins grave que la péritonite par perforation, elle présente les mêmes indications.

Les hémorrhagies dont le siége est accessible (fosses nasales, vagin) seront traitées localement par les styptiques et la compression au besoin (tamponnement). Dans le cas d'hémorrhagies internes, on donnera le perchlorure de fer à l'intérieur, en même temps qu'on emploiera l'ergotine en injections hypodermiques (1). Si les hémorrhagies deviennent chroniques, ainsi que cela arrive parfois dans la convalescence, on traitera par les toniques la cause principale de ces hémorrhagies, c'est-à-dire l'anémie.

A la fin de la maladie ou dans la convalescence, il n'est pas rare de voir survenir des abcès multiples, des phlegmons circonscrits, quelque-

(1) Duboué, *Trait. de la fièv. typh. par l'ergot de seigle.* Bull. de méd., 1882, 2e série, XI, p. 100. — Billiard, *Seigle ergoté.* Bull. thérapeutique, 1871.

fois diffus ; dans toutes ces lésions, on doit évacuer le pus, tonifier les tissus. Les ponctions aspiratrices rendront parfois de grands services pour remplir la première indication. Les préparations de quinquina, poudre, décoction et teinture, seront les principaux agents de la seconde.

Les eschares seront évitées autant que possible par les soins de propreté et par le changement d'attitude donnés aussi souvent et d'aussi bonne heure que possible aux malades. Un excellent moyen de prévenir leur formation consiste à placer sous le siége une certaine quantité de son, auquel on peut ajouter des substances toniques ou désinfectantes.

Ce moyen, en usage dans les hôpitaux de Marseille, nous a semblé préférable aux coussins à air, toujours salis et fort incommodes.

Lorsque les eschares sont constituées, on les lave à l'eau phéniquée et on les panse avec la poudre de quinquina. M. Dieulafoy préconise, en cas d'eschares multiples ou très-étendues, les bains tièdes, dans lesquels on laisse le malade pendant plusieurs jours en maintenant l'eau à une température constante (1).

Observation Ire

Fièvre typhoïde avec phénomènes nerveux marqués. — Endocardite. — Complication pulmonaire. — Sulfate de quinine. — Lotions et enveloppements. — Saignée. — Mort. — Autopsie.

C... Marie, dix-huit ans, domestique, née à D... (Aveyron), depuis peu à Montpellier, entrée à Saint-Eloi, salle Sainte-Marie, n° 12, le 16 juin 1884, service de M. Mossé. Excellente santé habituelle, pas de maladie antérieure.

Est malade depuis quatre jours. Fatigue, insomnie, rêves, somnolence dans la journée, céphalalgie et lombalgie.

(1) Dieulafoy, *Manuel de pathologie interne*, p. 464.

Ventre un peu ballonné, gargouillements nombreux, diarrhée peu intense. Soubresauts des tendons. Poumons sains. Cœur, souffle systolique à la pointe. Pouls 112.

Cataplasmes. Deux verres eau de Sedlitz. Limonade vineuse; bouillons, potages. T. m. 40°6; s. 41°1.

17 juin (cinquième jour). — Même état, sauf diarrhée plus abondante. Langue sale. Vomissements la veille après ingestion de limonade.

Eau de Seltz. Bouillons, potages. Sulfate de quinine, 1 gr. en cinq cachets. Trois lotions vinaigrées.

T. m. 40°8; s. 40°8.

18 (sixième jour). — Diarrhée beaucoup plus intense; pas de sang dans les selles. Ballonnement plus marqué. Langue sèche. Plus de vomissements. Soubresauts des tendons. Poumon : en arrière submatité à la base. L'auscultation ne révèle rien. Mêmes prescriptions : deux enveloppements dans le drap mouillé, au lieu des lotions.

T. m. 40°2; s. 40°3.

19 (septième jour). — Encore beaucoup de diarrhée. Quelques taches rosées à la base du thorax. La malade se trouve mieux après les enveloppements. Le souffle du cœur existe toujours, mais semble moins rude.

Mêmes prescriptions. Trois enveloppements. Sulfate de quinine, 0 gr. 80.

T. m. 39°5; s. 40°3.

20 (huitième jour). — Diarrhée plus intense : dix selles cette nuit. Délire le soir; prostration actuelle marquée. Pouls 112, petit, faible, irrégulier. Signes de bronchite simple. Même état du cœur.

Lavement avec laudanum, VIII gouttes. Café noir, 60 gr. Continuer les autres prescriptions.

T. m. 38°8; s. 39°3.

21 (neuvième jour). — Même état. La bronchite est stationnaire.

Mêmes prescriptions, plus s.-n. de bismuth, 4 gr. en potion.

T. m. 38°8; s. 39°9.

22 (dixième jour). — Taches rosées sur les bras et sur le dos. La bronchite s'est beaucoup étendue Aggravation des symptômes nerveux.

Prescriptions : couvrir la poitrine de ventouses sèches en avant et sur les côtés. Continuer les enveloppements et le sulfate de quinine. Lavements avec musc, 0,80; laudanum, XII gouttes ; s.-n. de bismuth, 4 gr.

T. m. 39°4 ; s. 40°2.

23 (onzième jour). — Aggravation générale. Diarrhée très-forte. Crachements de sang pendant la nuit. Dyspnée, respiration courte et rapide. A l'auscultation du poumon, mêmes signes de bronchite, sans souffle. Souffle du cœur plus marqué. La dyspnée paraît tenir plutôt à l'état du cœur qu'à celui du poumon.

T. m. 40°2 Prescriptions : saignée de 100 grammes. Suspendre les enveloppements. Continuer le reste.

La saignée amène une légère amélioration de la gêne respiratoire ; mais l'asphyxie continue néanmoins et amène la mort à deux heures du soir.

Autopsie. — *Cœur*. Endocardite valvulaire marquée sur la valvule mitrale. Ventricule droit dilaté. Le myocarde est de couleur jaune paille, dénotant la dégénérescence graisseuse.

Poumons. A droite, congestion à la base; pas de pneumonie hypostatique. Lobe moyen noirâtre. A gauche, congestion du sommet.

Rate. Très-volumineuse, à peu près triplée.

Intestins. Lésions nombreuses des plaques de Peyer et des glandes isolées; ces lésions sont peu avancées; on trouve surtout des plaques gaufrées.

Foie et *reins* graisseux.

Cerveau. Ventricules dilatés. Suffusions sanguines à la partie antérieure des deux lobes ; injection généralisée de la pie-mère et de l'arachnoïde, sans adhérences avec la substance cérébrale. Celle-ci est complétement ramollie.

Observation II

Fièvre typhoïde avec hyperthermie considérable et facilement réduite par les bains froids. — Perforation intestinale au quinzième jour. — Autopsie.

C....., vingt-trois ans, soldat au 2e génie, dix-neuf mois de service. — Constitution robuste ; pas de maladies antérieures ; bonne santé habituelle.

Le 6 juin, après avoir travaillé avec ses habits mouillés, il éprouve du malaise, faiblesse, inappétence, céphalée. Entre à Saint-Eloi (salle Saint-Barthélemy, n° 5) le 12 juin 1884.

12 juin (premier jour). — T. m. 39°7 ; s. 41°1. — Facies hébété ; somnolence dans la journée ; rêvasseries, sommeil agité la nuit. Faiblesse assez grande ; céphalée persistante. Langue blanche, lèvres sèches. Pas de météorisme, pas de gargouillements, pas de diarrhée ; douleur à la pression de la fosse iliaque droite. Pas de taches rosées. Matité et bruits du cœur normaux. Pouls à 92. Pas d'épistaxis, mais quelques taches de sang en se mouchant. Pas de toux. Poumon normal. Urine rare, orangée ; densité, 1026 ; épaisse couche d'hémaphéine.

Prescriptions : Bouillons ; lait coupé avec infusion de camomille ; limonade tartrique. Trois bains à 17°.

13.— T. m. 39°9; s. 39°3.— Même état. Pas de selles. Mêmes prescriptions, plus lavement froid.

14.— T. m. 40°1 ; s. 40°8. — Quatre bains à 17°.

16.— T. m. 40°2 ; s. 39°8. — Trois selles dans la journée. Mêmes prescriptions.

17.— T. m. 39°2 ; s. 39°. — Intelligence plus nette ; sommeil meilleur. Huit à dix selles diarrhéiques. Trois bains froids. Potion diascordium.

18. — T. m. 38°7 ; s. 39°7. — Même état, mêmes prescriptions.

19.— T. m. 35° ; s. 38°5. — Six selles diarrhéiques. On remplace le diascordium par le bismuth. Mêmes prescriptions au demeurant.

20 (quinzième jour). — T. m. 38°, s. 40°1. — Apparition de cinq à six taches rosées sur l'abdomen. Les bains ayant produit une amélioration sensible, on n'en donne pas aujourd'hui. Dans la soirée, douleur brusque dans l'abdomen, vomissements bilieux, douleur vive au contact de la paroi abdominale.

21. — T. m. 39°5 ; s. 40°5. — Mêmes symptômes que la veille au soir, mais plus marqués. Potion au chlorhydrate de morphine, glace à l'intérieur, 24 sangsues sur l'abdomen.

Mort à 10 heures du soir.

Autopsie. — Les anses intestinales sont d'un rouge vif, adhérentes entre elles, tapissées de fausses membranes. En palpant le paquet intestinal, on produit un clapotement, dû aux liquides accumulés dans le petit bassin.

L'ouverture de l'intestin grêle montre l'intégrité de la muqueuse. Ce n'est qu'à partir de la valvulve iléo-cœcale que l'on trouve des ulcérations très-peu nombreuses, sept à huit en tout, à bords minces et pâles.

L'une de ces ulcérations, située à 0,75 centimètres de la valvulve, a produit la perforation; le pertuis a la grosseur d'une lentille ; ses bords sont minces et grisâtres.

Remarques. — Cette Observation présente un grand intérêt. Elle montre nettement l'action des bains froids sur la température ; elle montre également que les chances de perforation ne sont pas en raison directe de la gravité des symptômes abdominaux (diarrhée, météorisme) ni même du nombre des plaques ulcérées. En effet, chez ce malade, la diarrhée n'a commencé que le onzième jour, et encore après une légère provocation. A l'autopsie, on trouve des lésions presque insignifiantes de l'intestin. Les bains froids ont-ils favorisé le processus ulcératif qui a abouti à la perforation ? Nous ne le pensons pas, car l'action congestive interne des bains est immédiate, et les perforations ou hémorrhagies qui sont causées par eux surviennent pendant leur emploi, ou peu de temps après. Or, ici, le malade n'avait pas pris de bain depuis vingt-quatre heures.

Observation III (communiquée par M. Bergasse)

Fièvre typhoïde avec phénomènes abdominaux marqués. — Purgation au début. — Hyperthermie réduite par les bains froids. — Pas d'exagération des symptômes thoraciques existants. — Guérison.

X..., vingt-sept ans, né à Paris, lithographe, bonne santé habituelle, est malade depuis le 4 juillet : sommeil très-agité, céphalée, bouffées de chaleur sans frissons. Interrompt son travail le 6, et entre le 9 à l'hôpital de Toulouse, salle Notre-Dame, n° 7, service de M. Bonnemaison.

9 juillet. — Hébétude, faiblesse peu prononcée ; le malade se lève de son lit. Facies un peu vultueux, lèvres sèches; pas d'exanthème cutané; langue large, blanche, humide ; un peu de ballonnement du ventre, qui est sensible à la pression. Pas de selles depuis trois jours ; rate un peu tuméfiée, foie normal. Râles bronchiques, crachats muqueux. Bruits du cœur normaux. Pouls 96, égal et régulier.

T. m. 39°6 ; s. 40°5.

Prescriptions : Bouillons, potage. Limonade vineuse. Purgation avec eau-de-vie allemande. Trois bains froids ; deux lavements froids.

10 (sixième jour). — T. m. 39° ; s. 39°9. Mêmes prescriptions.

11. — T. m. 38°4 ; s. 39°7. Diarrhée assez abondante.

Les signes de bronchite persistent, mais ne sont pas aggravés.

Mêmes prescriptions.

12 (huitième jour). — T. m. 38°4 ; s. 39. Même état.

13. — T. m. 38°4 ; s. 39°6. Délire la nuit ; soubresauts des tendons.

Mêmes prescriptions, avec quatre bains froids.

14 (dixième jour). — T. m. 38°7 ; s. 38°9. Signes de bronchite plus accentués. Dyspnée prononcée. On revient à trois bains froids par jour. A partir de ce moment, la maladie évolue avec la plus parfaite régularité.

15. — T. m. 38°6 ; s. 39°.

17. — T. m. 38°4 ; s. 38°3.

18. — T. m. 38°2 ; s. 38°.

19 (quinzième jour). — T. m. 37°8 ; s. 38°.

20. — T. m. 37°7 ; s 37°1.

21. — T. m. 37° ; s. 37°5.

22 (dix-huitième jour). — T. m. 37° ; s. 37°4.

A partir du 22, on commence à nourrir le malade, qui sort guéri le 3 août.

Observation IV

Fièvre typhoïde avec complications pulmonaires très-graves. — Substitution de la quinine aux bains tièdes. — Ventouses et vésicatoires. — Guérison.

D...., jeune soldat. Pas de maladies antérieures; est sujet à s'enrhumer; a eu une bronchite. Est malade depuis sept jours environ: début par maux de tête, vomissements, rêvasseries, somnolence; une épistaxis il y a deux jours. Entré le 21 juin à St-Éloi, salle St-Charles, n° 5, service de M. Mossé.

A son entrée, les yeux sont larmoyants, le facies vultueux; un peu de prostration intellectuelle. Ballonnement du ventre; pas de gargouillements, pas de selles depuis plusieurs jours. Raucité de la voix; râles de bronchite aux deux bases. Prescriptions: bouillons, potages, limonade vineuse, une bouteille eau de Sedlitz. T. s. 40°5.

22 juin (huitième jour). — T. m. 39°5; s. 40°7. Même état.

23. — T. m. 40°; s. 40°9. Même état.

24. — T. m. 40°1; s. 40°1. Quelques taches rosées Prostration. Gargouillements et ballonnement. Selles semi-diarrhéiques.

25. — T. m. 40°6; s. 40°5. La bronchite continue à s'accentuer. La température élevée du matin fait prescrire un bain à 28°, refroidi à 25°, et terminé par une affusion froide.

26 (douzième jour). — T. m. 39°6; s. 40°2. Bronchite généralisée avec sous-crépitants fins à droite et à la base, sibilants dans toute la hauteur, dyspnée marquée. Un peu de diarrhée cette nuit. Agitation nocturne. Prostration marquée. Langue jaune, non rôtie; ventre souple et non douloureux. Suspendre les bains. Julep diacode; quinine, 1 gr.; douze ventouses sèches.

27. — T. m. 39°7; s. 39°6. Même état, mêmes prescriptions.

28. — T. m. 39°2; s. 40°2. Diarrhée faible. Même état au demeurant. Café noir. Infusion de polygala avec sirop diacode et liqueur d'Hoffmann; continuer la quinine et les ventouses.

29 (quinzième jour). — T. m. 39°3; s. 40°. Toujours peu de diarrhée;

langue sèche, cornée. Dyspnée plus prononcée. Continuer les prescriptions ; on ajoute kermès, 0,20 dans la potion.

30. — T. m. 37°7 ; s. 39°8. Diarrhée abondante dans la nuit.

1er juillet. — T. m. 39°2 ; s. 40°7. Plus de diarrhée, oppression considérable. Langue rouge, mais non sèche. Supprimer les expectorants et la quinine. Large vésicatoire en bas et en arrière à droite. Cataplasmes sinapisés aux extrémités inférieures.

2. — T. m. 38°4 ; s. 40°2. Même état, mêmes prescriptions.

3. — T. m. 38°2 ; s. 40°7. Langue sèche, rouge, un peu humide aux bords. Sommeil nul. Gargouillements. Respiration fréquente, et malgré cela amélioration de l'état général. Potion, sulfate de quinine, 0gr.50 ; extrait de quinquina, 0 gr. 4 ; café noir, 0 gr. 90. Pour le soir sirop diacode, 0 gr. 30 ; liq. d'Hoffmann, vingt gouttes.

4 (quinzième jour). — T. m. 38°5 ; s. 37°3. Continuation du mieux.

5. — T. m. 37°5 ; s. 37°7. Idem. Les symptômes thoraciques s'amendent

6. — T. m. 36°6 ; s. 39°4. L'autre poumon s'est pris brusquement. Souffle rude à gauche dans toute la hauteur. Ventouses sèches.

7. — T. m. 37°6 ; s. 41°. Aggravation considérable, le soir surtout, marquée par la dyspnée. Potions : 1° sulfate de quinine, 1 gr. ; extrait de quinquina, 3 gr. — 2° sirop de Tolu, 30 ; liqueur d'Hoffmann, trente gouttes.

8. — T. m. 37°9 ; s. 39°8. Même état, mêmes prescriptions.

9 (vingtième jour). — T. m. 38° ; s. 39°7. Dyspnée, adynamie considérable. Prescription : deux vésicatoires en arrière, looch kermétisé, quinine, 1 gr.

10. — T. m. 39°4 ; s. 41°. — Mieux le matin, très-mal le soir.

11. — T. m. 38°7 ; s 39°. — Légère amélioration.

12. — T. m. 38°1 ; s. 39°1. — Légère amélioration. Commencement d'eschare anx fesses ; pansement avec pommade iodoforme.

13. — T. m. 38°4 ; s. 38°3. Mieux très-sensible. A 10 h. 1/2 du matin, grand frisson suivi de sueurs, en tout semblable à un accès intermittent. On donne 0,50 de quinine *illicò* A partir de ce jour, le mieux s'accentue rapidement et la température ne dépasse plus 38°. Le 16 juillet, on donne des bouillons consommés, et le 19 un œuf.

Observation V

Fièvre typhoïde chez un adulte menacé de tuberculisation pulmonaire. — Evolution de la maladie sans lésions locales graves. — Saignée ; quinine contre l'hyperthermie et contre l'état rémittent; lotions. — Guérison.

N..., boulanger, trente ans, homme vigoureux, bonne santé habituelle; sujet à des épistaxies fréquentes; tousse habituellement, mais ne s'en est jamais préoccupé. Est malade depuis cinq à six jours; début classique : céphalée, lombagie, insomnie, rêvasseries; pas de diarrhée. On l'a fait vomir. Entre à l'hôpital, salle St-Charles, n° 6, le 23 novembre 1883, service de M. Combal.

Se plaint de tousser beaucoup, surtout le soir; à ce moment-là, petits frissons. La nuit soif, bouche mauvaise, insomnie. Langue rouge ; pas de diarrhée, de météorisme. Pouls, 108. Resp., 32.

Signes de congestion du sommet droit (submatité et crépitants fins). Rien au cœur.

22. — T. m. 40°2; s. 48°8.

Prescriptions : Bouillons et vin ; cataplasmes sinapisés aux extrémités inférieures ; cataplasmes sur le ventre, après frictions avec huile de camomille camphrée.

24. — T. m. 40°2; s. 40°8. — Diarrhée la nuit; crachement de sang; épistaxis. Tournements de tête dans la position assise. Pouls, 84, tendu. Souffle et rudesse au sommet droit.

Prescriptions : saignée révulsive de 100 gr. ; cataplasmes.

25. — T. m. 40 ; s. 41°1. Même état. Diarrhée plus abondante.

Prescriptions : sulf. de quinine, 1 gr. en potion.

26. — T. m. 40°2 ; s. 40°9. — Diarrhée très-forte. Taches rosées nombreuses, gargouillements. Rougeur à la gorge ; crachements de sang.

Vibrations exagérées ; souffle crépitant au sommet droit.

Prescriptions : deux ventouses scarifiées en arrière. Sulf. de quinine, 0,80, et digitale, 0,20 en pilules. Fomentations sur l'abdomen. Lavements avec bismuth. Décoction blanche.

27. — T. m. 40°7 ; s. 40°8. — Amélioration de l'état général. Quatre vomissements dans la matinée. Mieux dans l'état du poumon. Supprimer la digitale ; continuer le reste.

28 (dixième jour). — T. m. 39°8 ; s. 40°6. — Continuation du mieux, mais diarrhée plus abondante. Suspendre la quinine. Trois lotions vinaigrées. Potion astringente, lavement *idem*.

29. — T. m. 39°8 ; s. 40°1. — Aggravation des symptômes thoraciques. Suspendre les lotions. Injection hypodermique avec bromhydrate de quinine, 1 gr.

30. — T. m. 39°9; s. 40°3. — Légère amélioration.

1er décembre. — T. m. 40° ; s. 40°4. — *Idem*. Suspendre la quinine.

2. — T. m. 40 ; s. 40°1. — Épistaxis. Diarrhée moindre. Trois lotions.

3 (quinzième jour). — T. m. 39°5 ; s. 39°8. — Continuer les lotions.

4. — T. m. 39°4 ; s. 40°2. — Moins de diarrhée. Retour des forces. Continuer les lotions.

5. — T. m. 38°4 ; s. 39°8. — Mieux très-sensible dans l'état du poumon ; les crépitants ont disparu, le souffle a beaucoup diminué. Le malade s'assied sur son lit. Plus de diarrhée. Continuer les lotions. Chlorhydrate de quinine, 0,80 en potion.

A partir de ce jour, l'amélioration est régulièrement progressive. La marche de la maladie est la suivante :

6. — T. m. 38°4 ; s. 38°6.

7. — T. m. 37°5 ; s. 39°3.

8 (vingtième jour). — T. m. 36°8 ; s. 37°5.

9. — T. m. 36°9; s. 37°4.

10. — T. m. 37°3 ; s. 37°6.

11. — T. m. 37°4; s. 38°.

13 (vingt-cinquième jour). — T. m. 37°4; s. 38°7. (*Febris carnis*).

14. — T m. 37°6 ; s. 38°7.

15. — T. 37°. — Apyrexie complète à partir de ce moment.

La quinine a été continuée jusqu'au 8. Le 9, on a commencé à donner du lait et des bouillons consommés ; le 17, une côtelette. Guérison.

Remarques.— Cette observation est intéressante au point de vue du peu d'action de la fièvre typhoïde sur des lésions thoraciques importantes. Elle met également en lumière les effets utiles dans deux cas bien différents : 1° lorsque la température est constamment élevée ; 2° lorsqu'il y a des exaspérations vespérales marquées.

Observation VI

Communiqué par M. Pilatte, recueillie dans le service médical de l'hôpital Saint-Eloi. M. Mairet suppléant de M. le professeur Dupré.— Fièvre typhoïde avec adynamie ; action évidente de la quinine à doses fortes, mais non continuées

D. D..., dix-neuf ans, né à Alger, entré le 7 novembre 1882.

Complexion robuste ; charpente osseuse et muscles remarquablement développés ; peau fine et bistrée ; tempérament sanguin.

Antécédents héréditaires. — Père rhumatisant, actuellement en bonne santé ; mère morte du choléra (?), bonne santé habituelle.

Antécédents personnels.— Pas de fièvres. Syphilis contractée à quinze ans (chancre, plaques muqueuses dans la bouche). Pleurésie à dix-sept ans.

D... répond avec netteté et précision aux questions posées.

Il dit être malade depuis quatre ou cinq jours.

Mal de tête, douleurs lombaires, petits frissons le soir, malaise général, diarrhée, tels sont les symptômes qu'il accuse. C'est surtout la céphalalgie gravative qui le tourmente.

Le 7 au soir, pouls 88, plein, égal, régulier. Pas de chaleur marquée à la main.

Langue saburrale. Ventre souple, pas de gargouillements.

On prescrit nn vomitif pour lc lendemain matin. Diète.

8 novembre.— T. m. 38°3 ; s. 40°. Pouls du matin, 72.

9. — T. m. 39° ; s. 40°1. Pouls du matin, 76 ; du soir, 100. Moins

de diarrhée; céphalalgie disparue. La langue est rouge vif sur les bords, blanche au milieu.

10. — T. m. 38°1 ; s. 39°2. Langue noirâtre. Diète. Vin. Potages.

11. — T. m. 39° ; s. 39°8. Pouls, mêmes caractères.

Dans la journée, selles abondantes. Gargouillement dans la fosse illiaque droite.

13. — T. m. 39°3 ; s. 39°9. Pouls du matin, 72 ; du soir, 88, toujours plein, égal et régulier.

Quelques taches rosées lenticulaires sur l'abdomen.

Selles fréquentes. Intelligence nette. Pas de phénomènes nerveux marqués.

On discute l'indication des antipyrétiques, et en particulier celle des bains, et le chef de service fait remarquer que le malade ne paraissant pas très-incommodé par les températures élevées que, l'on enregistre matin et soir, il n'y a pas lieu d'intervenir par une méthode qui peut ouvrir la porte à plusieurs complications.

14. — T. m. 39° ; s. 39°5.

Insomnie complète. Obnubilation intellectuelle. Quelques soubresauts des tendons. En vue de combattre ces accidents nerveux dus à l'hyperthermie, on prescrit un gramme de sulfate de quinine et quatre grammes d'extrait de quinquina , à prendre de six heures du soir à minuit. Même état au demeurant.

15. — T. m. 38°2; s. 39°1. Plus de troubles nerveux.

Les jours suivants, après un abaissement brusque de la température, obtenue par une seule dose de quinine, la température remonte graduellement, et les accidents nerveux apparaissent de nouveau le 19 et le 20, pour disparaître encore sous l'influence de la quinine.

16. — T. m. 38°3; s. 39°2.

17. — T. m. 38°3; s. 39°5.

18. — T. m. 38°6; s. 39°6.

Potion avec sulfate de quinine, 1 gr.; extrait de quinquina, 4 gr.

A partir de ce jour, la température baisse graduellement et tous les symptômes s'amendent.

19.— T. m. 38°; s. 39°2.
20.— T. m. 37°3; s. 38°3.
21.— T. m. 36°9; s. 38°3.
22.— T. m. 36°9; s. 37°6.
23.— T. m. 36°6; s. 37°6.
24.— T. m. 36°; s. 37°8.
25.— T. m. 36°6; s. 37°.
26.— T. m. 36°4; s. 36°7.
27.— T. m. 36°2; s. 37°.
28.— T. m. 36°3.

Convalescence interrompue par une rechute très-inquiétante, avec élévation thermique considérable pendant une quinzaine de jours. — Guérison complète.— Sortie, le 10 janvier 1883.

Observation VII

Fièvre typhoïde. — Élévation thermique peu marqué. — Éréthysme nerveux. — Bon effet des bains froids contre ce symptôme.— Relevé de la densité des urines.—Guérison.

P...., vingt-deux ans, soldat au 2e génie, sept mois de service.

Complexion robuste, tempérament sanguin. Bonne santé habituelle, jamais de maladie grave.

Début, le 22 juin dans l'après-midi, par malaise qui l'oblige à se coucher, courbatures, frissons, céphalalgie, perte d'appétit; pas de diarrhée. La nuit, rêvasseries. A été purgé le 23; avait la fièvre le 24. Entré à St-Éloi, salle St-Barthélemy, no 9, le 25.

25 juin (premier jour). —T. s. 39°6. Facies vultueux; un peu d'hébétude, mais dont le malade se rend maître par un effort; réponses nettes. Pouls fréquent, 112, plein, non dicrote, égal et régulier. Langue saburrale, humide. Ventr souple, indolore; pas de taches rosées, pas de diarrhée. Urines orangées, transparentes. Densité, 1027.

Prescriptions : Bouillons et vin. Limonade tartrique. Cataplasmes. Un verre d'eau de Sedlitz.

26. — T. m. 38°8 ; 39°8. Subdélire la nuit. Surexcitation le jour, quelques soubresauts de tendons. Pouls plus serré, un peu irrégulier. Pas de selles. Urines : D. 1026.

Mêmes prescriptions, plus trois bains à 17°.

27. — T. m. 38°6 ; s. 38°3. Symptômes nerveux moindres. Une selle diarrhéique. Urines : D. 1026.

Suspendre l'eau de Sedlitz. Continuer le reste.

28. — T. m. 38°7 ; s. 33°8. Même état. Urines : D. 1026. Mêmes prescriptions.

29. — T. m. 38°6 ; s. 37°6. Même état. Urines : D. 1028. Prescription : quatre bains froids par jour.

30. — T. m. 38°1 ; s. 38°2. Nuit meilleure que d'habitude. Plus de soubresauts tendineux. Pouls calme, 96, égal et régulier. Poitrine saine. Urines : D. 1032.

1er juillet (dixième jour). — T. m. 37°9 ; s. 38°5. — Même état, sauf diarrhée un peu plus fréquente : quatre selles par jour.

Urines : D. 1028. — Mêmes prescriptions.

2. — T. m. 38°3 ; s. 38°5. — Même état. Diarrhée s'accentue. Urines : D. 1030. Mêmes prescriptions. Potion avec bismuth et diascordium.

3. — T. m. 38°5 ; s. 37°5. — Amélioration. Urines : D. 1011. Langue étalée, humide. Pouls à 80 le matin, égal et régulier. Intelligence nette. Mêmes prescriptions.

4. — T. m. 37°4 ; s. 37°4. — Amélioration considérable. Un seul bain froid. Urines : D. 1012,

5. — T. m. 36°8 ; s. 37°8. — Continuation du mieux. Densité des urines, 1011. Suspendre les bains froids. Lait et infusion de camomille, une tasse.

A partir de ce jour, tendance régulière à la guérison. La température a la marche suivante :

6 (quinzième jour). — T. m. 37 ; s. 37°3.

7. — T. m. 36°8 ; s. 37°2.

8. — T. m. 37° ; s. 37°.

9 — T. m. 36°8.

Le 6. — On donne un œuf et une côtelette. La densité de l'urine s'élève jusqu'à 1025, avec la première alimentation substantielle, pour revenir ensuite progressivement à la normale guérison.

CONCLUSIONS

Il n'y a pas de traitement unique de la fièvre typhoïde.

L'agent infectieux, de nature imparfaitement connue, qui engendre cette maladie, échappe à notre action directe, une fois au sein de l'organisme.

La prophylaxie peut enrayer son développement et sa dissémination.

Le traitement doit être symptomatique, c'est-à-dire s'adresser aux différents actes morbides réalisés d'une manière différente par chaque malade.

La fièvre ne doit être traitée avec énergie que si la température est très-élevée ou si un appareil réagit violemment en face de ce symptôme.

La quinine est le plus efficace et le moins dangereux des antipyrétiques internes.

Les forces doivent être soutenues et tenues en équilibre dès le début de la maladie.

Les phénomènes nerveux seront combattus par l'hydrothérapie.

Les bains froids s'adressent à la fièvre et aux troubles du système nerveux, sur lequel ils exercent une action tonique.

Les bains tièdes s'adressent plutôt à l'état d'éréthisme du système circulatoire.

Le tube digestif doit être l'objet des soins les plus minutieux.

Les complications réclament chacune un traitement spécial.

Vu :
Le Président censeur,
CASTAN.

Vu et bon à imprimer :
Le Doyen,
J. BENOIT.

Vu et permis d'imprimer :
Le Recteur de l'Académie,
correspondant de l'Institut,
G. CHANCEL.

QUESTIONS DE THÈSE

AUXQUELLES LE CANDIDAT RÉPONDRA VERBALEMENT

(Arrêté du 22 mars 1842)

Chimie médicale et Pharmacie

La Teinture d'iode. Du Meilleur Moyen de prescrire la dissolution d'iode pour injection.

Physique médicale

Théorie des ophthalmoscopes.

Botanique et Histoire naturelle médicale

Comment s'opère la fécondation végétale ?

Anatomie

Origine et distribution du nerf pneumogastrique.

Anatomie pathologique et Histologie.

De l'Épithélioma.

Physiologie

Des Fonctions de l'ovaire.

Pathologie médicale ou interne

Les diathèses sont-elles incommutables ?

Pathologie chirurgicale ou externe

Des Abcès métastatiques.

Thérapeutique et Matière médicale

Des Préparations antimoniales.

Opérations et Appareils

Des Amputations partielles du pied.

Médecine légale et Toxicologie

De la Superfétation.

Hygiène

Du Régime alimentaire des opérés.

Accouchements

Modifications du col pendant la grossesse chez les primipares et les multipares.

Clinique interne

Caractères cliniques de l'asthme.

Clinique externe

De l'Étranglement herniaire.

Clinique des maladies mentales et nerveuses

Du Délire en général.

Titre de la Thèse à soutenir

Des Indications thérapeutiques dans la fièvre typhoïde et des principaux moyens de les remplir.

SERMENT

En présence des Maîtres de cette Ecole, de mes chers condisciples et devant l'effigie d'Hippocrate, je promets et je jure, au nom de l'Etre Suprême, d'être fidèle aux lois de l'honneur et de la probité dans l'exercice de la médecine. Je donnerai mes soins gratuits à l'indigent, et n'exigerai jamais un salaire au-dessus de mon travail. Admis dans l'intérieur des maisons, mes yeux n'y verront pas ce qui s'y passe, ma langue taira les secrets qui me seront confiés, et mon état ne servira pas à corrompre les mœurs ni à favoriser le crime. Respectueux et reconnaissant envers mes Maîtres, je rendrai à leurs enfants l'instruction que j'ai reçue de leurs pères.

Que les hommes m'accordent leur estime, si je suis fidèle à mes promesses! Que je sois couvert d'opprobre et méprisé de mes confrères, si j'y manque!

www.ingramcontent.com/pod-product-compliance
Ingram Content Group UK Ltd.
Pitfield, Milton Keynes, MK11 3LW, UK
UKHW020355230726
13925UKWH00003B/1134